JN300846

はじめに

こんにちは。山本未奈子です。

まずはじめに、簡単な自己紹介を。私がニューヨークの美容学校で美容皮膚理論を学んだのは、数年前のこと。美容本や雑誌の情報では知ることのできない美容知識の新しさ、面白さに夢中になり、肌が生まれる仕組みからそれを育てる栄養や運動のこと、化粧品の作り方、エステティック的な施術まですべてを学びました。その後同学校にて教鞭をとり、皮膚科医ドクターとメディカルスパを共同経営することになりました。日本に帰国後は、ＮＹで培った美容理論を生かしながら、美容家として活動しています。

人生の三分の一を海外（アメリカ・イギリス）で過ごしてきた私が思うのは、日本女性ってなんてキレイなんだろう、ということです。皆さん美容の情報に精通しているし、ファッションにもメイクにも手をかけている。オタク気質の国民性もあってか、メイクアップやスキンケアの製品も情報も、たくさん集まっています。日本女性のキレイへの想いは、おそらく世界一ではないでしょうか。年齢に関係なく、多くの女性が毎日髪をきちんとセットし（そんな国は恐らく他に類を見ないのでは）、ネイルケアを心がけ、華やかな服装でお出かけしている――街には、そんなキレイな女性たちが溢《あふ》れています。

それほど美容に敏感でオタク気質であるにもかかわらず、唯一情報や知識が遅れているものがあります――それは健康と美容に深く関わりのある「栄養素」の正しい知識です。

たとえば、日本では、「危険な成分の食品」が堂々とスーパーで売られています。それはアメリカの一部の州ですでに禁止されている成分（この本の中で詳しく述べています）なのですが、ほとんどの人がそのことをまったく知らずに、毎日口にしているのです。

また、日本の厚生労働省の定めた「食事摂取基準」が諸外国と比べて途方もなく低いということを、皆さんご存知でしょうか？　厚労省の「食事摂取基準」を普通のアメリカ人が見たら、「これは病気を防ぐギリギリのレベルだね」と笑われてしまうほど低い数値なのです。ストレスの多い現代日本にあって、国民の健康を守るべき厚労省が、国民に「最低ライン」だけしか教えていないなんて、おかしくないでしょうか？

もちろん、日本が食文化に恵まれているのは事実です。私は海外生活が長かったからこそ、和食がとても健康的で、しかも美味《おい》しいことを実感しています。アメリカでは、年中ステーキとポテトという食生活の人も珍しくありません。それに比べ、素材を生かした煮物やお刺身、それに出汁《だし》の美味しいこと！　高級料亭に行かずとも、街の定食屋さんで季節に合わせたお食事がいただける。こんなに豊かな食生活の国はありません。日本が〝世界一長寿の国〟であるのも、当然のことだと思います。そんな日本と比べると、アメリカの食生活はヘルシーとはほど遠い現状です。ジャンクフード発祥の国であり、肥満が多く、人々は大きな健康問題を抱えていました。

けれど——いいえ、だからこそ、多くのアメリカ人がヘルシー志向になり、人々の知識や情報、健康への想いが募ったのでしょう。流行の「オーガニック」「マクロビオティック」「ローフード」「ヘルスコンシャス」これらの言葉は、すべてアメリカ発祥です（マクロビオティックの提唱者は日本人なのに、今では逆輸入された形になっていますよね）。日本では「当たり前」だったことがアメリカでは目新しく、マドンナをはじめとするセレブたちがこぞって伝統的な和食にハマるようになりました。そして、気づけば食文化に恵まれてきた分、日本は、「栄養の知識と情報」について、著しく遅れをとるようになってしまったのです。キレイを愛する女性たちの国、日本の「食」がそんな状況でいいわけがありません。

美肌への一番の近道は食生活です。そもそも人間の体は60兆個もの細胞からできているのであって、何万円もする美容液やクリームで作られているわけではありません。60兆個もの細胞は、私たちが毎日口にしている食べ物、飲み物からできています。それらの栄養素が吸収され、血液を通じて全身に運ばれ……という複雑なプロセスを経て、肌が生まれているのです。ですから、毎日コンビニのお弁当という生活では、どんなに高価な化粧品をつけても美肌は生まれません。あらゆる要素がバランスよく組み合わさったとき初めて、キレイで健康な肌が生まれるのです。

美容家として、私は日々この「インナーケアの大切さ」をお話ししてきましたが、今回、書籍として食の情報と知識を正しくお伝えできることを、心から嬉しく思っています。正しい食生活とは何か。そして、正しく栄養素を体に取り込むことが、いかに美しさに貢献してくれるのかを、皆さんにご理解いただければ幸いです。

日本の女性がもっともっと美しくなれますように。

山本未奈子

アートディレクション　新井 勝也（Dynamite Brothers Syndicate）
デザイン　満田 恵（Dynamite Brothers Syndicate）
イラスト 宮岡 伸衣

Contents

はじめに —— 2

1章「自分に足りないもの」を知ろう〜日本の食事情 —— 10

〝バランス〟こそが食事の要 —— 11
野菜の栄養素が減っている! —— 13
「野菜は一日350g」は、嘘だった? —— 15

2章 それって本当に美肌に効くの?〜美容神話の嘘 —— 17

1「コラーゲン鍋を食べたから、お肌ぷるぷる!」〜コラーゲン —— 18
2「野菜不足は、ジュースで補う」〜野菜ジュース —— 21
3「ジュースは果汁100%でなくっちゃね」〜濃縮還元ジュース —— 25
4「バターよりマーガリンのほうが、ローカロリーよね」〜トランス脂肪酸 —— 27

3章　サプリメントという選択肢 —— 33
内容量が少なすぎるサプリにご注意！ —— 34
どうして国によって、成分量がこれほど違うの？ —— 36
良いサプリメントの見分け方 —— 39
1　何が多く入っているのか？〜成分表と原材料欄を見るクセをつけましょう —— 39
2　添加物がどのくらい入っているのか？〜「一粒の重さ−栄養素の量＝添加物」 —— 41
3　生産ラインはしっかりしているのか？〜どこで、どのように作られているかチェックを —— 43
4　成分表示はきちんとされているのか？〜正しい表記はメーカーの〝良心〟 —— 45
5　誰がサプリメントの開発を手がけたのか？〜ドクター監修は安心材料のひとつ —— 47

4章　美肌に大事な3つのこと —— 49
1　保湿 —— 50
2　ターンオーバー —— 51
3　抗酸化 —— 52

5章　美肌を作る栄養素 —— 56

栄養素は〝チーム〟で働く —— 56
栄養素の単独摂取は、ただのムダ？ —— 59
「自分に足りないもの」を見極めるには —— 60
1 毛髪のビタミン「ビオチン」 —— 62
2 細胞再生を促す「ビタミンB_2」 —— 64
3 美肌のビタミン「ビタミンC」 —— 67
4 若返りのビタミン「ビタミンE」 —— 71
5 肌をサビさせない名人「ベータカロテン」 —— 75
6 酵素を運ぶ「ヘム鉄」 —— 78
7 老化を遅らせるニューフェイス「レスベラトロール」 —— 82
8 性のミネラル「亜鉛」 —— 86
9 造血のビタミン「葉酸」 —— 89
10 栄養吸収の最前線「乳酸菌」 —— 92
11 〝貯金〟が肝心！「カルシウム」 —— 96
ビタミンの上手な摂り方 —— 101
6章 食べ方に関するよくある疑問 —— 105
おわりに —— 116

1章 「自分に足りないもの」を知ろう〜日本の食事情

美肌の条件——それは、「体が必要とする栄養素を、効率的に取り込むこと」に尽きます。スキンケアにお金と時間を費やすことが美肌への近道だと思っている方が多いと思いますが、「はじめに」で述べたように、スキンケアは美肌を生み出すための一要素にすぎません。スキンケアで肌細胞の活性化をいくら促しても、食事をきちんと摂《と》っていなければ、元気で新しい細胞を生み出すことはできないのです。コスメで体の外側から、食事で体の内側からケアすることで、本当に美しい肌と体が手に入ります。

また理想的な食事は、美肌や健康、そしてダイエットにもつながります。そう言うと、すぐに「何を食べればいいの？」と聞かれてしまうのですが、ちょっと待って。食生活も、肌やボディのお悩みも人それぞれです。美容雑誌やテレビなどの「〇〇がダイエットに効く」という情報に安易に飛びつくのではなく、まずは「自分に何が足りないのか」を知ることが大切です。

これからご紹介するのは「現代の食事情」についてです。最近、講演などでお話しすると「毎日食べているもののことなのに、ぜんぜん知らなかった」「知識がないまま食べていたなんて恐ろしい」と、スキンケア法と同じぐらい反響があるのが、このトピックス。ちょっと遠回りに感じられるかもしれませんが、「自分に足りないもの」を知るために、現代の食材が抱えている問題、日常的に摂取する食品の正しい知識を身につけてください。

〝バランス〟こそが食事の要

さて、ここで問題です。人間が生きていくには5つの栄養素が必要とされています。その5つを挙げられますか？

正解は、タンパク質、脂質、ビタミン、ミネラル、糖質（炭水化物）です。この本を手にとってくださった読者の方なら、「それくらい知ってるわよ」と思われるかもしれません。では、「5大栄養素をバランスよく摂取できていますか？」と聞かれたら、答えはイエスでしょうか。「気にしてはいるんだけれど、なかなか難しくて」と答える方が多いはず。ダイエットの経験はあっても、「バランスのとれた正しい食事」と言われると、自信をもって、イエスと答えられる人は少ないのではないでしょうか。

「バランスのとれた食事」がどんなものなのか。ひとつ例を挙げてみましょう。

貧血で悩んでいる女性は少なくないと思いますが、原因は何だと思いますか？

——鉄分不足。これは、誰もが知っている知識ですよね。では、女性が一日に必要とする鉄分はどのくらいか、ご存知でしょうか？　女性には生理がありますから、男性よりも多くの量を摂取しなければなりません。正解は一日におよそ5・5〜9mg。これだけの量を摂るには、鉄分が豊富と言われる豚レバーなら70g、牛レバーなら200g、小松菜ならだいたい3把《わ》も食べる必要があります。毎日70gのレバーを食べる！　たとえどんなにレバーが好きな方でも、これほどの量を毎日食べることは難しいでしょう。もし毎日これだけの量を食べられたとしても、それと同時に脂質やコレステロールもたっぷり摂取することになってしまいます。これは野菜でも同じこと。よく「一日350g」が目安と言われますが、実際に測ってみると、男性でも「こんなに？」とびっくりするくらいの量で、野菜を食べるだけでお腹《なか》いっぱいになってしまうはずです。しかも根菜類にはかなりの糖分（ブドウ糖）が含まれていますから、ダイエットしたい方にはこれほどの量はおすすめできませんし、野菜

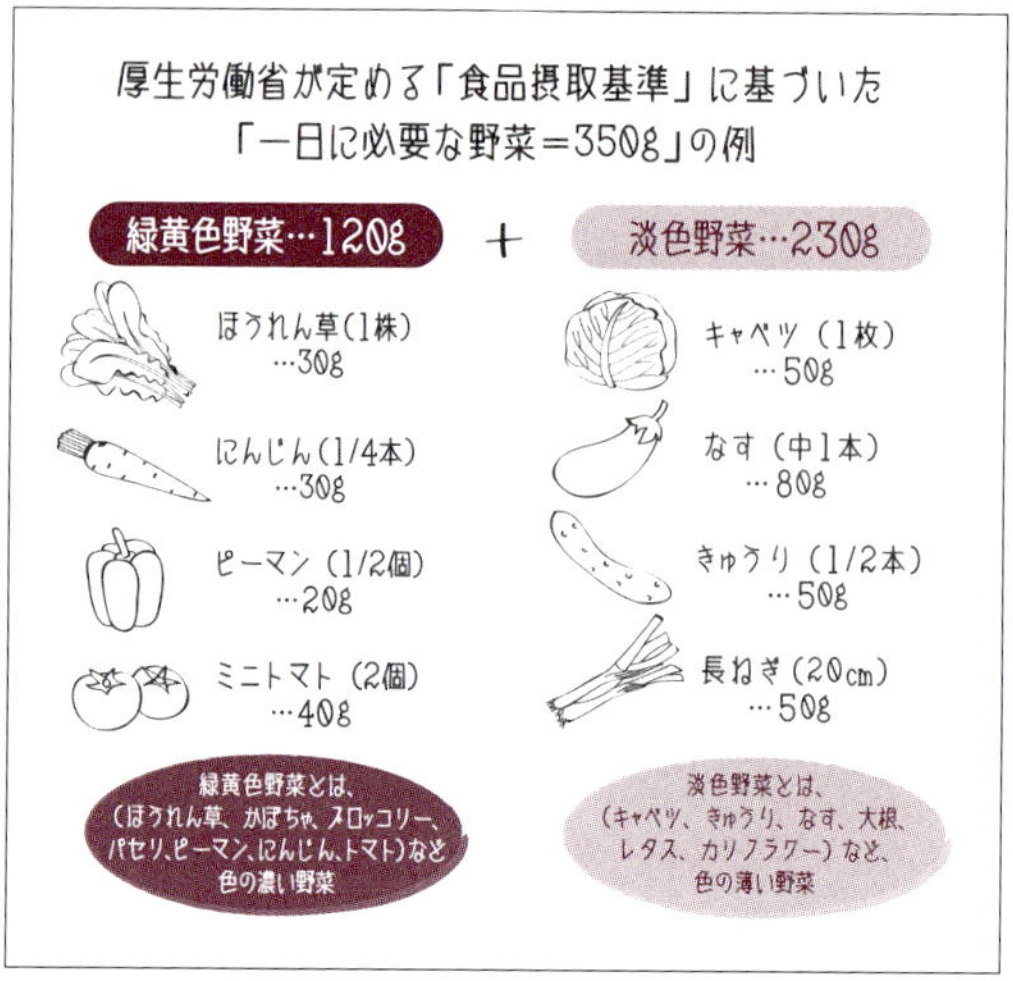

だけではタンパク質やミネラルが不足するのは言うまでもありません。

「栄養があるから」と摂ればいいものではなく、あくまでもバランスが大切なのです。

「バランスのとれた食事」について皆さんに知っていただくのがこの本の狙《ねら》いですが、その前に、まずは私たちの食環境がどうなっているか、という大切なお話をしたいと思います。

野菜の栄養素が減っている!

よく年配の方が「最近の野菜は、昔のものと味が違う」なんて言い方をしますよね。これは気持ちの問題などではなく、実はデータから見ても正しいことが実証されています。

にんじんを例にとってみましょう。1950年のデータと2005年のデータを比べると、なんと同じ量のにんじんに含まれるビタミンAは63%も減っています。1950年の野菜と同じだけの栄養を摂るには、倍以上の量を食べなければならないわけです。ほうれん草に含まれる鉄分は85%も減っています。肥料や農薬を使い、大量生産することで土壌が痩《や》せてしまったのが原因ではないかと思われます。

恐ろしいのはそれだけではありません。皆さんは買ってきた新鮮な野菜を、その日のうちに食べ切っていますか？　すべての野菜を毎日新鮮な状態で食べられるのが理想ですが、そんなことは不可能ですよね。冷蔵庫で保存し、少しずつ料理に使っているのではないでしょうか。冷蔵庫に置かれている間にも、栄養素は減ります。さらに、水洗いや調理のときの熱など、手を加えるたびに食物の栄養素はどんどん減っていきます。たとえば、ほうれん草のビタミンCは5分茹《ゆ》でると半減してしまいます。

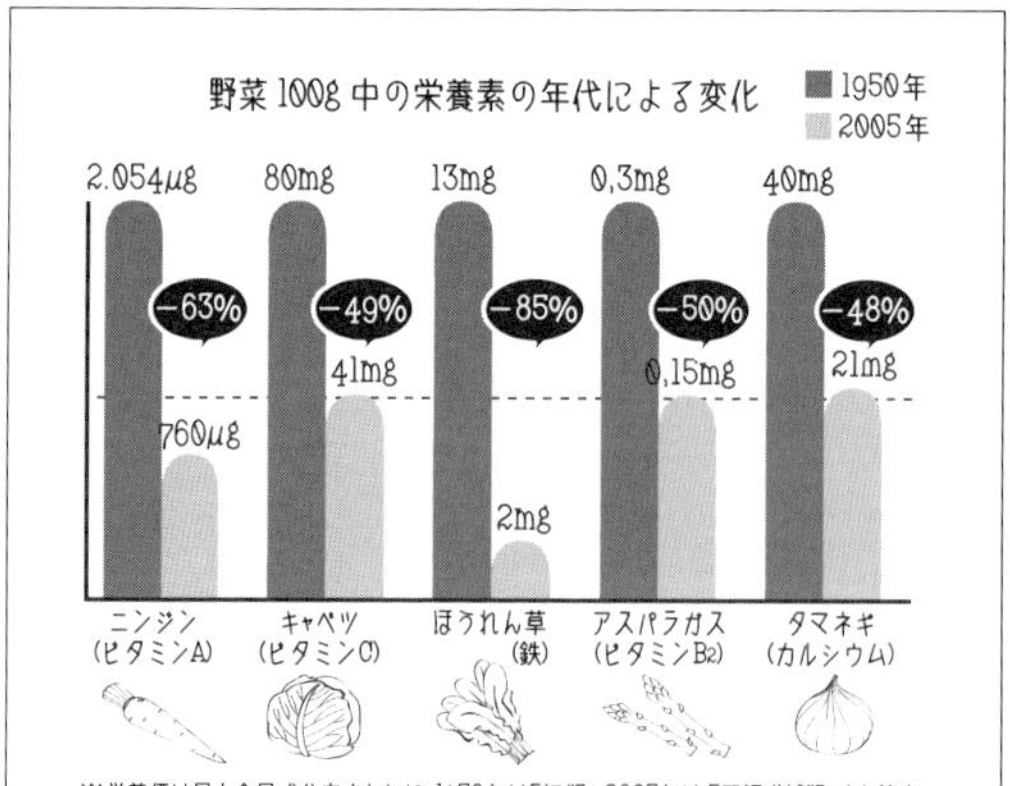

※栄養価は日本食品成分表をもとに、1950年は「初版」2005年は「五訂増補版」より算出

こうして考えると、私たちの「普通の生活」で口にしている野菜に、どれほど栄養素が残っているのか心配になりませんか？　毎日オーガニックのとれたて野菜だけを食べることができればいいのですが、そんな生活をできる人はめったにいませんよね。そもそも、スーパーに並ぶまでにも、農協や問屋を通していますから、店頭に並んでいるものがとれたてなわけではありません。

「野菜をたっぷり食べている」と豪語する人でも、現代日本に暮らしている限り、充分な栄養素を摂れていない、ということを肝に銘じてください。

日本とアメリカの「食事摂取基準値」

種類	（日本）厚生労働省 これ以下になると病気になるという基準値	考え方の違いが数値の違い	（アメリカ）FDA 食品薬品局 健康を維持し、病気になりにくい体を作る基準値
ビタミンA	2,000IU	1:5	10,000IU
ビタミンB_1	1.1mg	1:45	50mg
ビタミンB_2	1.2mg	1:166	200mg
ビタミンB_6	1.3mg	1:154	200mg
ビタミンB_{12}	2.4μg	1:1250	3,000μg
ナイアシン	17mg	1:88	1,500mg
パントテン酸	5mg	1:200	1,000mg
葉酸	200μg	1:5	1,000μg
コリン	-	-	100mg
イノシトール	-	-	100mg
ビオチン	30μg	1:10	300μg
ビタミンC	100mg	1:10	1,000mg 以上
ビタミンD	100IU	1:8	800IU
ビタミンE	10mg	1:120	1,200IU

種類	（日本）厚生労働省 これ以下になると病気になるという基準値	考え方の違いが数値の違い	（アメリカ）FDA 食品薬品局 健康を維持し、病気になりにくい体を作る基準値
ビタミンK	65μg	1:1.2	80μg
カルシウム	600mg	1:2.5	1,500mg
マグネシウム	300mg	1:2.3	700mg
亜鉛	12mg	1:2.5	30mg
セレニウム	50μg	1:4	200μg
カリウム	200mg	1:10	2,000mg
ヨード	150μg	1:6.7	1,000μg
鉄	12mg	1:5.4	65mg
マンガン	4mg	1:3	10〜15mg
クロム	35μg	1:28.6	1,000μg
銅	1,8mg	1:5	9mg
モリブデン	30μg	1:11.7	350μg
リン	700mg	1:2.1	1,500mg

※ビタミンの単位

〔単位〕	〔読み方〕	
mg	ミリグラム	1mg＝1/1000g
μg	マイクログラム	1μg＝1/1000mg
IU	アイユー	ビタミンAの場合…1IU＝0.3μg（レチノール当量） ビタミンDの場合…1IU＝0.025μg（レチノール当量）

1mg＝1000μg

「野菜は１日３５０ｇ」は、嘘だった？

栄養バランスを考えるときによく目安にされるものに、厚労省が定める「食事摂取基準」があります。「野菜は一日３５０ｇ」（緑黄色野菜１２０ｇ、淡色野菜２３０ｇ）というのは、野菜ジュースなどのＣＭで耳にした方も多いのではないでしょうか。けれど、これまでのお話で、「３５０ｇでは足りない」ことがおわかりいただけたかと思います。ちなみに、この「食事摂取基準」は「オーガニックファームでとれた無農薬で新鮮な野菜」をもとに計算されています。

そして、さらに大きな問題なのは、「一日３５０ｇ」という基準は「病気予防のための必要最低限」である、ということです。つまり、美肌に働きかけるにはほど遠い量といえます。実際に、日本の基準値をアメリカや世界基準と比較すると、その多くは世界の半分以下。いくら欧米人と日本人では体格が違うと言っても、栄養素が半分、あるいは10分の1で足りるとは思えませんよね。しかも、体はお利口ですから、栄養素はまず脳や心臓といった「生命維持に大切な器官」へ運ばれます。肌に運ばれるのはそのおこぼれにすぎません。「肌をキレイにしたい」と思ったら、現代日本に暮らす私たちには「一日350g」よりもはるかに多くの野菜が必要になるのです。気が遠くなりますよね。

でも、大丈夫。「何が本当に大事な栄養素なのか」を見極め、それらをバランスよく摂取したり、サプリメントなどで補ったりすれば、必ずや「美肌への近道」となります。

まとめ

- 美肌の条件――「体が必要とする栄養素を、効率的に取り込むこと」
- 野菜の栄養素は、昔と比べると大幅に減少。手を加えると、さらに減ってしまう。
- 野菜「一日350g」は「病気予防のための必要最低限」の量であって、「美肌のための食事」としての必要量は満たしていない。

2章　それって本当に美肌に効くの?～美容神話の嘘

海外で過ごすことが多かった私から見ると、日本の女性は美容に対する意識が本当に高いなと感じています。ヘアメイクやスキンケアはもちろん、食事や栄養に対する知識も豊富で、好奇心旺盛。

けれどその反面、「美容にいい」「ダイエットに効果がある」と喧伝《けんでん》されると、真偽を確かめず飛びついてしまう傾向があるのも確かです。雑誌やテレビで体にいいと特集されて、スーパーの店頭からココアや納豆が消えた光景を覚えている方も多いのではないでしょうか。もちろん「○○が体にいい」というブームが百パーセント嘘というわけではありません。けれど、ココアや納豆だけで人間の体ができているわけではありませんし、同じ食品を食べ続けるのはアレルギーを引き起こしやすいという報告もあります。また、肝臓にいいと言われているウコンを肝機能障害のある方が多量に摂取した場合、むしろ疾患を悪化させてしまう、なんて困った事例もあります。

何事もバランスが大切。健康食品やサプリメントを何のために摂取するか、自分に何が必要なのかを意識して摂っていただきたいと思います。

ここでは、美容ネタが大好きな女性がよくつぶやいている「それって本当なの？」という——私から見れば迷信のような〝説〟についていくつか、検証します。

1 「コラーゲン鍋を食べたから、お肌ぷるぷる！」～コラーゲン
コラーゲンは、胃でバラバラに

美容に関心がある方にとって、コラーゲンという成分名を知らないということは、おそらくないのではないでしょうか。コラーゲンとは真皮の約70％を占めるタンパク質で、らせん状になってスプリングのように肌を支える働きがあります。ところがこのコラーゲン、20歳をピークに減少し始め、50歳の皮膚では20歳のおよそ半分の量になってしまいます。肌のスプリングが減ってしまうのですから、シワやたるみが出てくるのは当然ですし、「コラーゲンが増えれば肌がぷるんとなる！」というのは、間違った知識ではありません。

では、コラーゲンたっぷりの食品を食べたら肌がぷるぷるになる。これは正しいでしょうか？

鶏の手羽先、すっぽん、それにコラーゲン鍋なんてものもありますよね。「昨日はすっぽん鍋を食べたから、肌の調子がいいわ〜！」なんてセリフ、言っていませんか？　残念ながら、これは単なる思い込み。強い言い方をすれば、コラーゲンの摂取には「気休め程度の効果」しかないのです。「コラーゲンを食べたり飲んだりすると肌のコラーゲンが増える」、というようなダイレクトな効き目は残念ながらありません。

これはよく考えてみれば当然のこと。食べ物は胃の中でいったんバラバラに分解され、腸で吸収されて全身を巡ります。コラーゲンという大きな分子のままではなく、アミノ酸という小さな形になって体内に吸収されるわけです。これが再び真皮でコラーゲンとして活用されるという医学的根拠は今のところありません。「コラーゲンを摂取すると肌がキレイになる」というのは、「肝疾患があるならレバーを食べなくちゃ」とか、「胃弱だから、ミノをたくさん食べて丈夫にした」というのと同じくらいに滑稽《こっけい》な話なのです。

「美肌成分」の多くは、食べても直接的な効果なし

これは、「美肌に効果的」と言われている多くの成分に当てはまります。たとえば、美肌に効

果的といわれるヒアルロン酸やエラスチンも、消化酵素によって分解され、アミノ酸とブドウ糖になります。生の食物に含まれる酵素は胃酸で破壊されてしまいますし、ビタミンやミネラルはともかく、主成分である良質のタンパク質はバラバラに分解されます。それは食品でもサプリメントでも同じこと。コラーゲン、ヒアルロン酸、プラセンタ、エラスチン、酵素など「美肌成分」とされるものを摂取しても、直接的な結果は期待できません。これらのサプリメントをわざわざ買うのならば、その前に購入すべきサプリメントはたくさんあります（詳しくは「5章　美肌を作る栄養素」にて）。

ただし、コラーゲンを食べることがムダだと言っているわけではありません。コラーゲンを分解して作られるアミノ酸は、肌はもちろん、筋肉や臓器、血液などを作るときの大切な材料。特にコラーゲンの主成分となるアミノ酸・プロリンは体にとって欠かせない、関節や臓器の若返りに貢献してくれる成分です。臓器が若返ることで、いずれはコラーゲン産生が活発になるのかもしれませんが、「美肌」を目的とするならほかに摂取すべき成分はたくさんあります。「コラーゲン＝美肌」神話に踊らされ、いたずらにサプリメントを買ったり、コラーゲン食をせっせと食べる必要はない、ということなのです。確かに病中病後や出産、ケガといった非常事態のときには、特定の成分をたくさん摂ることにも意義があります。たとえば妊娠中は腸がカルシウムを吸収しやすくなるなど、体は変化に柔軟に対応します。ただし、あくまでも「健康」や「命」に関わるとき限定で、「肌をもっとキレイにしたい!」という程度では、体は対応してくれません。

もっとも、私自身もコラーゲン鍋などを食べると、翌朝「肌の調子がいいかも!」という気がする一人ではあります。そして、そういう思い込みを楽しんでいます。プラセボ効果ではありませんが、「この食事は肌にいい」「このスキンケアは効いている」と思うのは、とても大切なこと。そうやって「自分を大切にする」クセをつけている女性は、常にキレイにするクセがついている、と言ったらいいすぎでしょうか。「私は絶対にキレイになる!」「キレイのために頑張るぞ!」という〝前向きな思い込み〟を持っていても、損はありません。

2
「野菜不足は、ジュースで補う」～野菜ジュース
「一日分の野菜」入りのジュースに含まれる栄養がわずかな理由

外食が続いている。お肌が荒れてしまった。そんなとき、「とりあえずこれで補おう」と、野菜ジュースを手にとってはいませんか?　丁寧に成分表がついていて、各種ビタミンがどれだけ

入っているか説明してくれるものも少なくありませんよね。スーパーやコンビニに行けば棚にずらりと並んでいる野菜ジュースですが、それが「野菜の代わりになる」というのもまた、大きな誤解なのです。

「一日分の野菜がこれ1本で」とか「にんじん○本分のベータカロテン含有」など、美容心を刺激されるキャッチコピーの製品がたくさんあります。当然、そういったジュースを飲んだら、そこに書かれているだけの成分を摂ることができるんだと思いますよね。でも、実際は、残念ながらそこに書かれているだけの成分は含まれていないのです。では、どうしてそのような表記ができるのでしょうか。

からくりはこうです。野菜ジュースのキャッチコピーや成分表に書かれている数字は、原料となる野菜や果物そのものに含まれる栄養素の量なのです。つまり、「レモン1個を入れたから、レモン1個に含まれるビタミンCが摂れると期待できます」というあいまいな表示にすぎません。でも、原料の野菜や果物は加工され、パックに詰められてから販売されています。ここまでを読んでくださった皆さんなら、「手を加えると栄養素が減る」ことは、もうご存知ですよね。多くの野菜はジュースになるまでの製造過程で、本来の野菜が持つ栄養素がどんどん壊れてしまっています。ところが野菜ジュースのコピーでは、加工中に壊れてしまう成分についてはまったたく考慮しなくてもおとがめなし。というわけで、「書かれているほどの栄養成分が、実際には入っていない野菜ジュース」ができあがるわけです。

「野菜ジュースでビタミンを補うのは難しい」証拠

たとえば、こんなデータがあります。

名古屋消費者生活センターが行った、野菜１００％のジュース16銘柄、それに果汁を加えたジュース19銘柄の成分テストです。これによって以下の結論が導き出されていました。

・ベータカロテンが充分なものは、35銘柄中8銘柄。
・果汁入りのものより野菜１００％のほうが、ベータカロテン含有量は高め。
・ビタミンCはほとんど検出されないものが多数。添加されている4銘柄を除けば、ビタミンCをジュースから摂ることは「あまり期待できない」という結論に。
・一日に必要な量のカルシウムを摂れるのは、５銘柄のみ。

総論として「野菜ジュースでは補うことの難しい食物繊維やビタミンなどを野菜や果物から補いながら」「野菜ジュースは小鉢一鉢程度」である、と述べられています。

ん？　なんかおかしいですよね。そうです、「野菜ジュースでビタミンを補うのは難しい」と、はっきり述べられているのです。少し前になりますが、２０００年に国民生活センターが10銘柄を調査した際も「ビタミンA効力などを除き、表示されている緑黄色野菜量に相当する栄養成分量（推定値）を充分に満たしている銘柄はなかった」と結論づけられています。

「レモン〇個分のビタミンC」なんてキャッチコピーを見ると手を伸ばしてしまいそうですが、謳《うた》い文句にある栄養素は、たとえるならば「もぎたてのレモンを、その場でバリバリと完食した」ときに摂取できるもの。収穫され、加工され、私たちの手元に届くまでに、栄養素はほとんど壊れてしまっているのが現実です。「レモン〇個分のビタミンC」を摂るつもりが、実は糖分や香料ばかりを摂取していた、なんてことにならないよう、くれぐれも注意しましょう。同じだけのビタミンなら、私は新鮮なお水とビタミンのサプリメントで手軽に摂ります。栄養素がほとんど死んでしまったジュースを飲んで、いたずらに糖分や香料を飲むのなんてまっぴらですから。

3 「ジュースは果汁100%でなくっちゃね」～濃縮還元ジュース

100%ジュースの成分は、ほとんどが水だった?

ここまで読まれた読者の方なら、「野菜ジュースでも栄養がないのなら、フルーツのジュースも……」と察しがついているのでは? その通り。いくら果汁100%であっても、それと同じだけの栄養素を摂れるわけではありません。特に注意したいのが、〝濃縮果汁還元ジュース〟。「濃縮」や「還元」などの言葉の響きによって、栄養がしっかり摂れているのだと思っていませんか?

濃縮還元ジュースの中身は〝果汁パウダーを水で溶いたジュース〟です。フルーツを絞ってとれる果汁の水分を飛ばし、サラサラのパウダーを作る。それに水を加えれば、ほーら、フルーツ味のジュースのできあがり! というわけです。なぜこんな手間をかけるのかといえば、果汁の体積や重量が激減するから。輸送コストを削れるので、メーカーにとっては安価で原料を調達できる素晴らしい加工法なのです。でも、こうやって果汁を乾かしてしまったら、ビタミンなどが失われてしまうのは言うまでもありませんよね。

安いジュースには理由がある！

自然食品店などのジュースを見ると、小さな瓶なのに300円、400円するものも珍しくありません。それを見て「えーっ、高い！」と思った経験はないでしょうか？　でも、〝濃縮還元果汁〟のジュースは、ひたすらコストを下げることだけを考えて作られたもの。真っ当に「果汁を絞ったジュース」をそのまま作ろうと思ったら、1パック100円程度の値段で売ることはできないのです。フルーティな味の飲み物と受け止めてときどき飲むのは問題ありませんが、間違っても「これでビタミンが摂れる」「肌のために果汁100％のジュースを選ぼう」「子どもが野菜ギライだから、ジュースで補いましょう」なんて思わないこと。中には砂糖や香料を加えているものもありますので、お菓子を食べるのと同じような感覚で捉《とら》え、「栄養源」とみなさないほうがよさそうです。

残念ながら、これが日本の〝食の現実〟です。コスメを作っている私の立場からすると、「化粧品のパッケージや宣伝の言葉」を役所が細かく管理するよりも、食にまつわる表記をきちんと指導してほしいと思うのですが、なかなか追いつかないようです。宣伝やキャッチコピーに惑わされず、しっかりと自分の目で選びましょう。

4 「バターよりマーガリンのほうが、ローカロリーよね」〜トランス脂肪酸

カロリーよりも気にすべき「健康への害」

〝カロリー控えめ〟や〝コレステロールゼロ〟など、美容と健康によさそうな謳い文句が目をひくマーガリン。確かにカロリーはバターより低いのですが、読者の皆さんにおすすめはできません。いいえ、もっと強い言い方をするなら「食べてはだめ!」と言いたい食品の筆頭です。

同じくスナック菓子、ファストフード、カップラーメン、コンビニのパンなども、私の「食べてはいけないもの」リストに入っています。その理由はマーガリンと一緒で、カロリーにあるわけではありません(もちろん、カロリーが高いのでダイエットの敵であるのは言うまでもありませんが)。正解は……「トランス脂肪酸」という、体に悪い油を含んでいるからです。「トランス脂肪酸は体に悪い」ということは知られていますが、なぜ体に悪いのか、きちんと説明できる方は少ないのではないでしょうか。

トランス脂肪酸が、アメリカでどんなあだ名をつけられているかご存知ですか?　危険な油で摂取してはいけない、という意味をこめて「狂った油」「プラスティック・オイル」と呼ばれています。ニューヨーク州やカリフォルニア州では、トランス脂肪酸を含むすべての食品の販売・

レストランでの使用が全面的に禁止されています。また、マクドナルドの一部店舗では、フライドポテトなど揚げものに使う油を、健康に配慮した油への切り替えが始まっています。また、アメリカのスターバックスは、ドーナツやマフィンなどに使われていたトランス脂肪酸を全廃する、と発表しました（ただし、全米６０００店舗で、の話ですが……）。

これほどにトランス脂肪酸が嫌われてしまった理由。それは、トランス脂肪酸が細胞の正常な働きを妨げ、健康を害するという研究がなされてきたからです。

そもそも、トランス脂肪酸は、不飽和脂肪酸（植物性の液体状態の油）を化学処理して、酸化しにくいように固形化させたもの。自然界に存在しない「人工的な油」なのです。自然にはないのですから、本来、私たちの体が摂る必要がない、というのは察しがつきますよね。これを多く摂ると、ＬＤＬ（悪玉）コレステロールが増え、ＨＤＬ（善玉）コレステロールが減ります。よく〝ドロドロ血〟という表現がなされますが、その大きな要因もトランス脂肪酸の摂りすぎです。

また、血液がドロドロになる（＝血管が詰まる）ことで心臓疾患などの生活習慣病のリスクが高まったり、アレルギー症状が悪化するという報告もあります。

トランス脂肪酸は、「カロリーが高くて太る」といった美容の側面からはもちろんですが、健康を害する危険な油なのです。

トランス脂肪酸天国、ニッポン

とはいえトランス脂肪酸は、私たちの生活に溢れています。例を挙げてみましょう。マーガリン、ファストスプレッド、ショートニング。これらはすべてトランス脂肪酸をたっぷりと含んでいます。安価なお菓子（コンビニで売られているものの多くに当てはまります）は、バターの代わりにこういった油を使っています。また、ファストフードなどリーズナブルで便利なお店では、コストを下げるため、揚げものにこういった油を使うのが一般的です。また、料理に使用する植物性油も、その精製プロセスで高温処理をすれば、トランス脂肪酸が少し発生します（ごく一部の油は「低温圧搾《あっさく》」と呼ばれる、常温でギュッと絞るだけの方法で作られていますが、とても高額になってしまうので一般的なスーパーにはほとんど出回っていません）。高温で調理されたスナック菓子、揚げもの、加工食品、喫茶店のコーヒー・紅茶についてくるコーヒーフレッシュにも、トランス脂肪酸がたくさん含まれています。今の日本で普通に生活していたら、トランス脂肪酸と無縁でいることは、残念ながら不可能です。

トランス脂肪酸を含む食品例

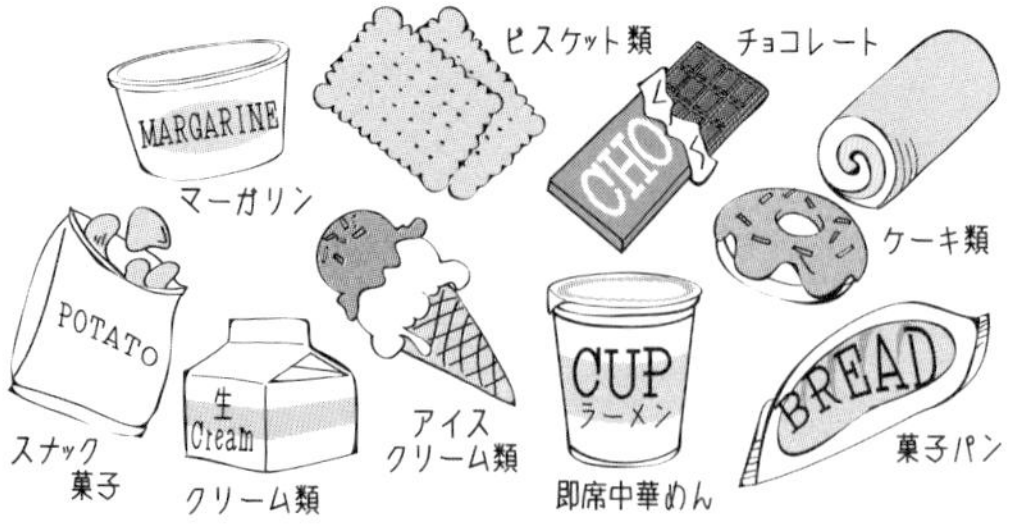
MARGARINE
マーガリン
ビスケット類
チョコレート
CHO
ケーキ類
POTATO
スナック菓子
生
Cream
クリーム類
アイスクリーム類
CUP
ラーメン
即席中華めん
BREAD
菓子パン

その他、牛肉（ハラミ、肩ロース、サーロイン）・ショートニング・ラード・食用調合油など

ファストフードに限るわけではなく、多くの外食産業ではトランス脂肪酸がいまだに堂々と使われており、またその問題についてもほとんど関心をもたれていません。ですから規制もゆるい……というより、法的な表示義務は現在のところないのが日本という国の現実です。おそるおそるスーパーで「トランス脂肪酸探し」をしてみると、その数の多いこと！　ぜひ、この本を読んでくださったあなたも、スーパーで、自宅で、トランス脂肪酸を含んだものがどのくらいあるか、探してみてください。

「マーガリン」「ショートニング」「植物性油脂」と原材料に書かれているものはすべてトランス脂肪酸を含んでいます。私がスーパーで探したときは、赤ちゃん用のクッキーにまで「マーガリン」の文字を見つけて悲しくなってしまいました。

同じアジアでも、お隣の台湾や韓国では、すでにトランス脂肪酸の含有量表示が義務づけられています。はっきり言って、日本はトランス脂肪酸については野放し。国が知らんぷりを決め込んでいる間にも、私たちの体にはトランス脂肪酸がどんどん蓄積されていきます。

では、私たちは自分の健康を守るために、どうしたらいいでしょうか。まず明日から、時間がないからとファストフードで食事を済ませるのはやめましょう。ブレイクタイムにコーヒーフレッシュたっぷりのコーヒーとクッキー、なんていうのもNG。ケーキやアイスクリーム、菓子パン、チョコレート、ポテトチップにも豊富に含まれます。

自宅でカップラーメンを食べたり、揚げものの冷凍食品を食べるのもやめましょう。家庭で調理する際も、マヨネーズやマーガリン、市販のルウにも入ってる場合が多いので、気をつけましょう。

消費者の〝安全〟に目が向けられていないなんて、本当にぞっとする現状です。「伝統的な和食に回帰しましょう」とか「すべてオーガニックでなければダメ!」というつもりはまったくありませんが、私たちが口にする食品には意外に危険なものが多いのが現実です。正しい知識を身につけ、自分で自分を守りましょう。

まとめ

▼「美肌成分」とされるものを摂取しても、直接的な結果は期待できない。
▼野菜ジュースではビタミンを補うのは難しい。
▼濃縮果汁還元ジュースでは栄養は摂れない。
▼「トランス脂肪酸」は美容には絶対ＮＧ。

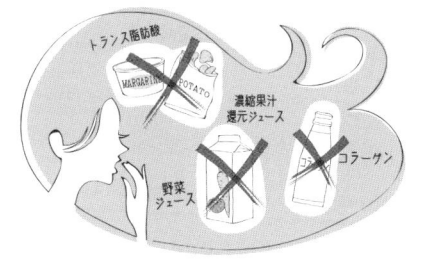

3章　サプリメントという選択肢

本来なら、必要な栄養素は毎日の食事から摂るのが理想的です。「バランスよく食べていれば大丈夫でしょ？」と感じる方は多いですよね。

私もそう思っていました――以前は。もともと料理が好きでしたから、野菜がたっぷりのローカロリーメニューはお手のもの。出産して激太り（なんと17kg！）してからは、炭水化物や脂肪を減らしながら、いかに美味しい食事を作るか？　という研究にハマりましたし、子供がいるので、有機野菜や抗生剤を使っていないお肉など、オーガニックな食材も増えてきます。栄養バランスのために時間も手間もかけているわ！　と自負していました。

「わざわざサプリメントで栄養を摂らなくても」

「人工的な栄養素って、何だか抵抗ある」

私自身もサプリメント否定派だったので、その気持ちはとてもよくわかります。けれど、美容と栄養学を徹底的に学んで、その考え方が180度変わりました。現代社会に生きていたら、美肌に必要な栄養素をバランスよく摂るのはかなり難しいことです。お話ししたように野菜の栄養成分は著しく減っていますし、食事はどんどん西洋化する一方。もちろん、現代日本の食生活を続けていたら死んでしまうとか、病気になってしまう、というわけではありません。けれど「命をつなぐ」ための必要最低限の量と、「栄養素を肌に届ける」ための量では、あまりに開きがあるのです。もっとキレイになりたい、肌トラブルを解消したい、アレルギーなど体質の改善をしたい……そう思ったときに、「普通の食生活」では足りないと気づき、サプリメントを取り入れるようになりました。実際に、サプリメントを上手に利用すると便秘や肌荒れが起きにくくなりました。ただし、サプリメントはあくまでも補助的な役割にすぎません。いいサプリメントを、上手に取り入れること。そのためのコツを、次にお話しいたします。

内容量が少なすぎるサプリにご注意!

日本でも健康への関心が高まり、サプリメントの重要性が少しずつ見直されてきているように思います。とはいえ、世界から見ればまだまだサプリメント後進国。私はＮＹで栄養学を学び、サプリメントが美容と健康のためにどれほど大切かを知ったのですが、その後日本に帰国して、日本のサプリメントの〝遅れ具合〟にびっくりしたことを覚えています。

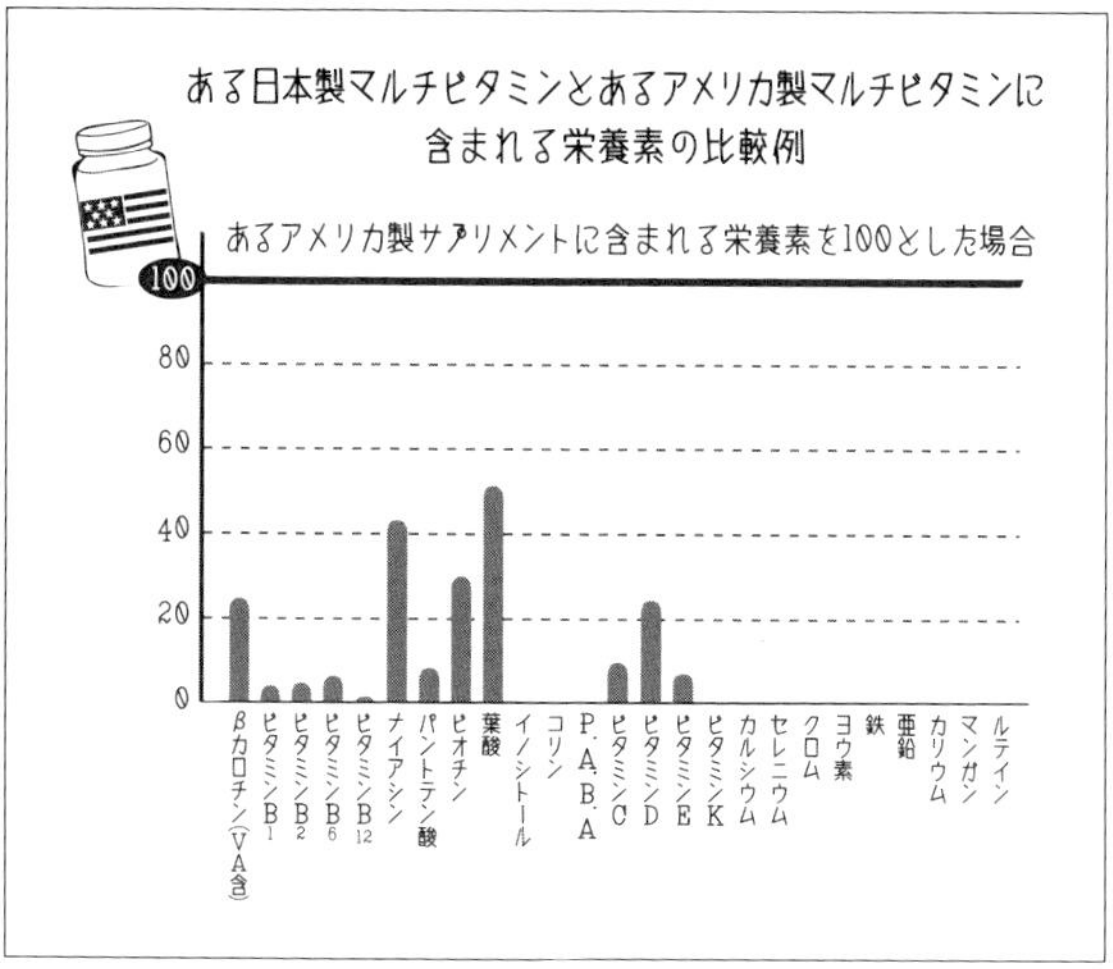

まず驚いたのが、内容量の少なさ！　たとえば「マルチビタミン」と謳っている商品の場合、その中にはビタミンCがどのくらい含まれているでしょうか？　テレビのＣＭでよく見かけるメーカーのものを見てみたら、80〜１００mg。もちろん、「一日に必要な摂取基準量が含まれています」というのは、厚労省が定めた「摂取基準」の１００mgを満たしていますから、その意味では嘘ではありません。

では、アメリカではどうでしょうか？　美肌を謳っているものなら５００mg、私が見た中では１０００mgというものもありました。

肌荒れやシミなどの悩みで美容皮膚科に行けば、ドクターが一日１０００〜２０００mgのビタミンCを処方してくれるのは当たり前。〝メガビタミン主義〟を打ち出したドクターの中には、２００００〜５００００mg摂取せよ、という人もいるほどです。いくら日本人と欧米人で体格が違うからと言って、必要量が最大で50倍にもなる、というのはおかしな話ですよね。これは、「何のために必要か」という前提の違いが原因です。

もちろんその人の悩みの種類にもよりますが、病気の予防や美肌作りなどではっきりと効果を出すためには少なくとも500mgは必要、というのが国際的な予防医学の観点からの常識です。日本でも市販のサプリメントこそ微量ですが、美容皮膚科のドクターのもとを訪れれば、500〜1000mgのビタミンCを処方してくれるところは少なくありません。80mg、100mgといった日本のサプリメントは、「そんな微量を摂ったところで何になるの？」と笑われてしまう、気休めのような量なのです。「効いているような……気がする？」程度のサプリメントにお金を払うなんて、もったいない！　もちろんお薬ではありませんから、飲んだらその日から肌がピカピカになるわけではありません。けれど、お肌は28日周期で生まれ変わっています。質のよいサプリメントを飲んだら1ヶ月、あるいは早い人なら2週間目から、「あ、効いてる！」という実感があるはず。サプリメントはただの気休めや願掛けではありません。正しい量を摂取すれば、正しく働いてくれることをお忘れなく。

どうして国によって、成分量がこれほど違うの？

日本とアメリカのサプリメントについて比較しましたが、国によってこれほどの差が出ている根本には、医療制度の違いがあります。

アメリカには、日本のような公的な健康保険制度がありません。マイケル・ムーアの映画『シッコ』でも医療保険に加入できない人の惨状がコミカルに、ときに誇張して描かれていましたが、民間の医療保険が高額なのも、医療費が高額なのも事実。日本では皆が健康保険に加入していますから、病院に行けば少ない負担で医療サービスを受けることができますよね。でも、アメリカではそうはいきません。高額な医療費を自分で負担しなければなりませんから、ちょっと風邪をひいた、肌が荒れた、という程度で病院に行くのはためらわれます。そうならないために、サプリメントを摂るわけです。「病気にならないためのもの」として捉えられているという点では、中国における漢方の位置に近いかもしれません。アメリカのサプリメント需要はたいへん多く、約60％の人が、何らかのサプリメントを摂取していると言われています。スーパーにはたくさんの種類のサプリメントがずらっと並んでおり、その質もかなり高い。また、サプリメントの研究も、ガンといった重篤な病気予防から筋肉増強、美肌まで、さまざまなレベルで進められています。病気になったら薬で治す日本と、病気になる前にサプリメントを摂るアメリカ、という大きな差があるのです。「病気になるまい」とアメリカ人は必死ですから、その中身やクオリティもじっくりと精査される。従って、メーカー側も良質なものを、比較的リーズナブルに提供しないと競争に残れないというわけです。

幸福な医療制度に支えられているがゆえに、日本のサプリメントは「なんとなく効きそう」なレベルがまかり通ってしまっています。アメリカやヨーロッパのものと比べると値段が安いと感じるかもしれませんが、それは大間違い。「一日分のお値段」に換算すれば一見安いように見えますが、ほんの微量の栄養素しか入っていないのですから、むしろお高いのです。日本では「厚労省の基準」を満たしていればサプリメントとして販売され「一日分の栄養素が摂れる！」と標《ひょう》榜《ぼう》できますが、これはいささか（かなり？）問題です。

美肌になりたい、健康になりたいという気持ちでお金を払い、せっせと摂取しているのに効果がないなんてもったいない限り。でも、効果を出すために必要な量に達していないのですから、「効いているような……？」といった程度の実感しか持てないのは当たり前。その結果「やっぱりサプリって効かないわ」「どうも効果が感じられないから続かない」という人が増え、中身の乏しいサプリが巷《ちまた》に氾濫してしまっているのかもしれません。また、科学的なデータを持たないサプリメントが「〇〇のおかげで、お肌がツルツルに！」といった形でまかり通ってしまうのも、とても残念なことです。

だからこそ、この本を手にとってくださった皆さんには、質のよいサプリメントで栄養素を正しく補うことを、それが肌や健康にもたらしてくれる効果を知っていただきたいのです。後半で、美肌に欠かせない栄養素や必要量について詳しくご紹介しますので、サプリメント選びの参考にしてみてください。

良いサプリメントの見分け方

皆さんはサプリメントを買うときに、どこをチェックしていますか？　表面に書かれている大きな文字？　広告で謳われているキャッチコピー？　ドラッグストアによくある、目立つポップ？　そういったものに騙《だま》されてはいけません。大切なことは、パッケージの裏に、小さな文字で書かれています。そこを見れば、サプリメントの性質や品質、そのメーカーの姿勢が一目瞭然。確認するときのポイントは、次の４つです。

1　何が多く入っているのか？
～成分表と原材料欄を見るクセをつけましょう

化粧品の成分表示は、配合量の多い順に記載されています。これは法律により定められている表記の方法で、美肌に関心のある方ならご存知かもしれません。書かれた順番を見れば、何が多く含まれているか、はたまたメーカーの姿勢まですぐわかってしまうのです。

コンビニやスーパーでよく見かけるビタミンドリンクを例にとってみましょう。一番上に「加糖ぶどう糖液糖」と書かれていませんか？ これは要注意のしるしです。「砂糖が入っているより体にいいんじゃない？」と思うのは大間違い。果糖ぶどう糖液糖はでんぷんから精製された甘味料で、砂糖よりも原価がかなり安いものです。つまり、甘いものを安く作ろうと思ったら、これを入れるのが最も手っ取り早いわけです。ただし、果糖ぶどう糖液糖は、砂糖よりも甘さが控えめに感じられます。砂糖と同じくらいの甘さを出そうと思ったら、果糖ぶどう糖液糖を多めに入れる必要がありますが、原価がかなり安いので、メーカーにとっては使うメリットがあります。ただし、果糖ぶどう糖液糖のカロリーは、砂糖とほぼ一緒。同じ甘さを出すなら、果糖ぶどう糖液糖のほうがカロリーが高くなる、ということですよね。ですから、成分表示に果糖ぶどう糖液糖が最初に書いてある商品を作った会社は〝利益追求型〟と言えます。コスト意識が高く、消費者がカロリーをたっぷり摂っても気にしない。栄養素の質や量が充分なものかは、推して知るべし、ですよね。

ですから、サプリメントやビタミン系飲料を購入する際には、パッケージの裏をチェックしてみましょう。「清涼飲料水」と書かれていて、原材料欄に「果糖ぶどう糖液糖、果汁、香料、酸味料……ビタミンC」などと書いてあったら大NG。肝心のビタミンCが保存料よりも少なかった、なんてケースもよくあります。すぐに、冷蔵庫の中の飲み物やサプリメントをチェックしてみてください。

2

添加物がどのくらい入っているのか？
～「一粒の重さ－栄養素の量＝添加物」

食品に「添加物」がどのくらい含まれているかは気になりますよね。サプリメントも同じです。この話をすると、「サプリメントにまで添加物が入っているなんて」と驚く方が多いのですが、実はサプリメントに含まれる添加物の量は見逃せません。ソルビン酸など保存のために加えられているものもあれば、アステルパームなどの甘味料、安定剤なども添加物に含まれます。せっかくサプリメントを摂っても、添加物がたっぷり含まれているのでは意味がありません。

では、どうやって添加物の量を確かめたらよいのか、その方法をお教えします。マルチビタミンなど複数の栄養素が配合されているものは少し複雑になるので除外しますが、一栄養素のサプリメントなら、成分表から栄養素の分量を簡単に割り出すことができるのです。方法は簡単で、1粒の重さから、1粒あたりの栄養素の量を引いたもの。それが、摂りたい栄養素以外の成分、つまり添加物ということになります。

たとえば、国内でメジャーなとあるメーカーの葉酸サプリメントを見てみたら、1粒300mg中に葉酸は200μgと表示されていました。このμg（マイクログラム）はmgに換算すると1μg＝0・001mgですので、0・2mg。単純な引き算で、その差は299・8mgもあることがわかります。つまり、99％以上が添加物なのです。目を疑ってしまう、驚くべき数値だと思いませんか？しかも、葉酸は妊婦さんが摂るべきと推奨されている大切な栄養素。それが添加物の固まりだとは、なんとも恐ろしいことです。

もちろん、「必要量がごくわずかだから、ほかのものを加えて増量しないと、サプリメントの形にならない」という事情があるのはわかります。たとえば医者が処方する薬でも、あまりに微量な場合には乳糖などを加えて増量し、そこに必要な薬を混ぜ込んで処方しているケースは少なくありません。けれど、メーカーの「規定の形」に整えるためだけに99％もの添加物を加えるのは、メーカーの都合でしかありません。また、カプセルの形にすると材料費がかかるため、ノリのような役割をする増量剤（賦形剤ともいいます）を加え、ギュッと固めていることが多いのも事実です。子供向けの薬を「飲みやすいように」とシロップにする、というのなら納得いきますが、普通の大人が毎日のように飲むサプリメントの主成分が「固めたり、形を作ったりするためのノリのような材料」だとしたらばかばかしくてお金を払う気になれませんよね。日本のサプリメントの多くが「安いけれど、内容を考えると高価すぎる」と私が考えるのには、こういった理由があります。

3
生産ラインはしっかりしているのか？
〜どこで、どのように作られているかチェックを

皆さんは、食品を買うときにパッケージを見て「産地はどこかしら」と気にしながら選んでいませんか？　たとえば輸入のものより国産がいいらしい、とか「ニュースで〇〇産のほうれん草の農薬が問題になっていたっけ」など、産地を意識しているのではないでしょうか。サプリメントも食品です。ぜひ同じ目線で選んでください。

第一に、発売されてから1年以上が経過しているものかどうかを確認してください。新しい成分、新しい製品に飛びつきたくなるのはわかりますが、市場に出回って一定の時間がたっている

ということは、トラブルもなく信頼を得ているということです。

第二に、「これで〇〇が即座に解消！」といった、きっぱりとした宣伝文句のものは警戒しましょう。何年か前、中国産のサプリメントが「痩せ薬」といって流行《はや》り、結果として健康被害が出たり、何人かの女性が命を落としたのは記憶に新しいことと思います。特にダイエットに関しては、「食事を控えず運動もせず、これを飲むだけでOK！」というのはありえません。

第三に、これはアメリカやヨーロッパ産のものに限られますが、GMP（Good Manufacturing Practice）の基準をクリアしているかどうかは、ひとつの目安になります。これが万能というわけではありませんが、工場での品質管理が一定の基準を満たしているという保証になります。業界内で整備されたGMPと、FDA（アメリカの食品医薬品局）が認定したcGMPとがあり、取得している場合はそのマークを大きくプリントすることが許されています。なお、日本や韓国、タイなどでも国独自のGMPを定めていますが、日本のそれはかなり緩めの基準。アメリカのGMPを獲得したサプリメントはごくわずかしか存在しておらず、独自のドメスティック・ルールに守られている、ということができるでしょう。認証があれば安心だがそれ以外はすべてダメ、というわけではありません。けれど、まったく知らないメーカーのサプリメントを初めて試すときには、こういった基準をクリアしているかどうか、は大きな目安になります。特にサプリメント業界が激しい競争に晒《さら》されているアメリカでは、こういった基準をクリアしないで販売されているサプリメントは怪しいと思って間違いありません。

4
成分表示はきちんとされているのか？
～正しい表記はメーカーの〝良心〟

「じゃあ、きちんと成分をチェックしないと」とサプリメントの成分表を探したとき……残念ながら、成分表が記載されていない、というケースがあるかもしれません。食品の栄養表示については JAS法で定められていますが、ケースやパッケージへの全成分表示は義務ではないのです。従って、サプリメントで「ビタミンの配合量は何mgなのか」を調べようとしてもどこにも書かれていない、ということがありえます。栄養素を摂取したくてサプリメントを買うのに、何がどれだけ含まれているか書かれていないなんて、ずいぶん奇妙な話ですよね。けれど、実際にスーパーやドラッグストアに行って確認してみると、そういった製品が多いことに気づくはずです。成分表示は人でいえば履歴書のようなもの。記載がない製品は信頼できない、と思っていただいて間違いありません。また、私自身がサプリメントの開発を手がけてみて感じたのは、本当にいいものを作ったときは「この栄養素を、こんなにたくさん配合したんです！」と胸を張ってお伝えしたくなるということ。成分表示がないのは、その内容に自信がないからだと勘ぐられても仕方ありません。

「アメリカでＯＫなら」という過信も危険！

ここまでお読みくださった方には、アメリカがサプリメント先進国であること、競争が激しいゆえに粗悪品が駆逐されやすいことはおわかりいただけたかと思います。ただし、「アメリカのサプリメントなら何でも安心」と言っているわけではありません。日本人とアメリカ人では、体格も食習慣もかなり違います。場合によっては、「日本人は摂らないほうがいい」というケースもあるのです。

たとえばヨウ素（ヨード）はその代表格。成長ホルモンの分泌《ぶんぴつ》を助け、脂肪の燃焼にも役立ってくれるといわれるミネラルです。アメリカ製のサプリメントには配合されていることが多く、欠乏すると肌が荒れたり疲れたり、爪や髪がもろくなる、と言われています。しかし、海草を食べる習慣がない欧米人だからこそ、必要なサプリメントです。海苔《のり》や昆布、ワカメなどヨードを含む海草類を日常生活で食べている日本人は、ヨードのサプリメントを摂取する必要はありません。そればかりでなく、うっかりサプリメントで補うと摂りすぎになり、甲状腺機能に異常をきたす恐れもあります。英語での表記は「Iodine」です。過剰摂取にならないよう、くれぐれも注意しましょう。

5

誰がサプリメントの開発を手がけたのか？ ～ドクター監修は安心材料のひとつ

自然食品ショップの店頭に行くと、よく「○○さんの畑でとれたみかん」「○○さんの牧場の卵」なんていう謳い文句を見かけますよね。こういった「生産者の顔が見える」「個人の名前や牧場名が出てくる」タイプの食品は、作り手の責任を明確にする上手なやり方です。サプリメントでも同様で、メーカーが「一日分のビタミンCが摂れる！」と謳っているものよりも、ドクターや栄養士などが名前や顔を出し、きっちりと監修しているもののほうが安心です。栄養素の含有量が高くなりますので価格も若干高めになりますが、利益を追求するメーカーに、いわばドクターが「待った」をかけているのですから、信頼度はアップします。その製品に効果がない、あるいは粗悪品であったら名前に傷がつきますから、ドクターも内容をきちんと管理しよう、と働きかけるのです。ドクターや栄養士が作った、あるいは監修しているものを探すのは、クオリティが高いサプリメントを見つける上でいい目安になるでしょう。

まとめ

- サプリメントを購入する際は、原材料欄の配合量をチェック。
- サプリメント内の添加物の割合をチェック。
- サプリメントの生産ラインをチェック。
- 成分表示はきちんとなされているかチェック。
- サプリメントの監修者は誰かをチェック。

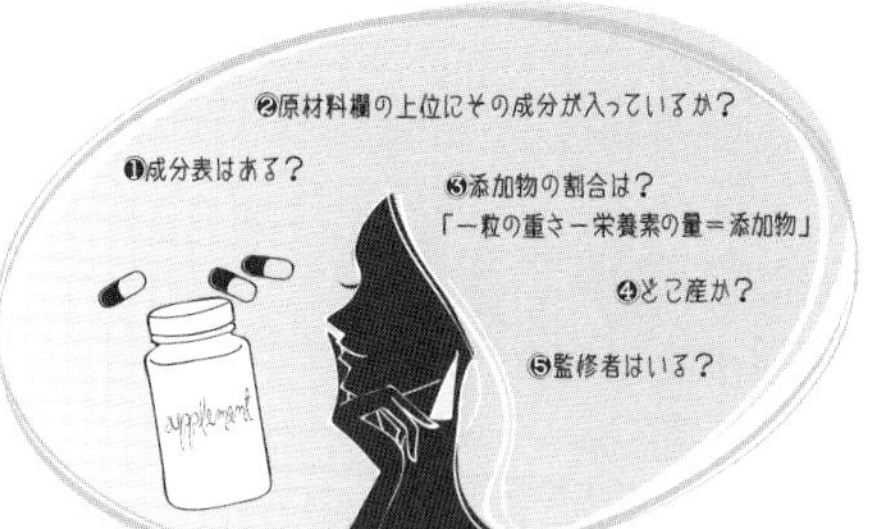

❶成分表はある？
❷原材料欄の上位にその成分が入っているか？
❸添加物の割合は？
「一粒の重さ－栄養素の量＝添加物」
❹どこ産か？
❺監修者はいる？
supplement

4章　美肌に大事な3つのこと

では、実際に必要な「美肌・美体に効く栄養素」についてご説明する前に、「健康な肌の構造」について、簡単にお話ししたいと思います。詳しくは拙著『極上美肌論』に書いてありますので、ここでは簡単におさらいをします。

肌に大切なプロセスは、大きく3つに分けることができます。

1　保湿

2　ターンオーバー

3　抗酸化

この3つはスキンケアの要《かなめ》となるだけでなく、食事においても重要なポイントとなります。まずは、これらの3つのプロセスについて詳しく見ていきましょう。

1 保湿

まず、左の図を見てください。

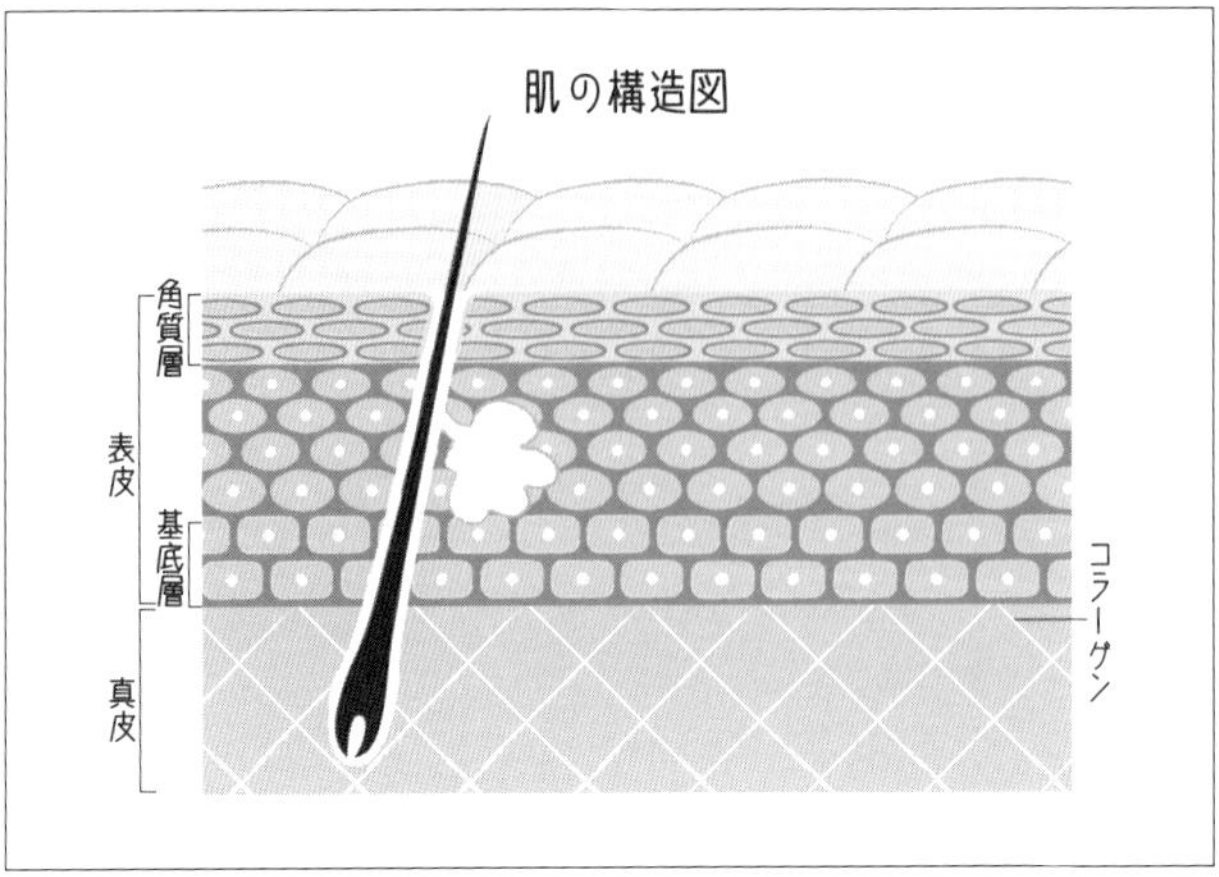

肌は奥深くにある真皮と、その上にある表皮からできています。表皮の一番上、肌表面に近いところにあるのは「角質層」。真皮と表皮の境目にあるのは、細胞が生まれる「基底層」という層です。大雑把《おおざっぱ》ですが、肌の構造をパッと捉えるならこれで充分です。

肌がキレイと言われる人は、この角質層に水分がたっぷりと蓄えられています。スキンケアで、つい私たちは肌表面を潤すことを考えてしまいますが、ローションで水分を補っても、すぐに蒸発してしまいます。それに、体にはもともと、「肌表面に潤いを届ける」機能が備わっています。大切なのは「水分を保てる肌になる」ことです。たとえば肌本来の保湿因子に似たセラミドを補えば、水分が蒸発しにくいみっちりとした肌になります。あるいは、前述したようにサプリメントで補っても意味がないヒアルロン酸は、スキンケア成分として肌表面に潤いを与える優秀な成分です。

もちろん、肌がきちんと潤うために、適度な水分や栄養素を食事で摂る必要があるのは言うまでもありません。毛細血管を通じて細胞に栄養が流れ込み、それを材料にして基底層で新しい肌細胞が誕生します。栄養が足りていないと細胞分裂が順調に、そして正常に行われなくなってしまいますから、食事は明日の美肌を生むための大切な要素と心得てください。

2 ターンオーバー

基底層で新しい肌細胞が生まれると、それは徐々に肌表面へと上がっていきます。角質層にある古くなった細胞は死んで剥《は》がれていき、新しい細胞にとって代わるわけです。日焼けしたり、傷ができてもいつのまにか肌が元通りになるのは、こういった「生まれ変わり」のおかげです。これが「ターンオーバー」と言われる肌の代謝メカニズムです。ターンオーバーが活発なら、くすみやごわつき、シミとは縁がないピカピカ肌でいられるはず。赤ちゃんはこのターンオーバーが活発でどんどん新しい肌が生まれているため、ぷるぷるの美肌でいられるのです。

ただし、ターンオーバーの速度は年齢を重ねるにつれて次第に落ちてきます。美肌に関心のある方なら「肌細胞の生まれ変わりは28日周期」と聞いたことがあるかもしれませんが、これはあくまでも平均。年齢を重ねたおばあちゃまなら40日くらいかかる、というケースも珍しくありません。肌の再生がゆっくりということは、それだけ角質が溜まったり、シミやくすみの原因が排出されにくくなる、ということ。たとえば透明に見えるラップでも、何枚も重なると色がくすんで見えますよね。肌も同じことで、角質が溜まると冴えない印象になり、エイジング肌であればくすみやごわつきといった肌トラブルとして感じられるはずです。

美肌に欠かせない「ターンオーバー」を促すためには、外側からのスキンケアだけでなく、野菜中心の食事や適度な運動（酸素が巡り、代謝が活発になります！）、充分な睡眠、それに活発なホルモン分泌など内側からの働きかけが重要です。とりわけ大切なのは、バランスのとれた栄養素を血液に送り込むこと（それも、肌に届くくらいたっぷりと！）。肌のターンオーバーを司《つかさど》っているのは酵素ですから、酵素がうまく働くようにビタミン、ミネラルをバランスよく摂らなければなりません。また、角質層が分厚くなってしまっているときは、肌表面から不要な角質を除去するスキンケアも効果的です。

3 抗酸化

アンチエイジングの分野ですっかりお馴染《なじ》みとなった「抗酸化」というキーワード。読者の方はご存知かと思いますが、もう一度復習しましょう。

美肌は「抗酸化」なくしてはありえません。というのも、美肌の大敵とされる要因――紫外線、ストレス、喫煙、食生活の乱れ、運動不足、ホルモンの影響など――はすべて、体に〝サビ〟を生じさせる原因になるのです。たとえば、りんごを切って放置しておくと、どんどん茶色く変色してしまいますよね。あれも酸化のなせる業《わざ》なのです。ちょうど十円玉がサビてしまうように、りんごも私たちの肌も、黒ずんで傷んでしまうのです。

そのサビを生じさせるのが、活性酸素と呼ばれる物質です。紫外線を浴びたりタバコを吸ったりすると、体内に過剰な活性酸素が生まれてしまいます。これは不安定な物質なので体内をさまよい、次々と細胞を攻撃します。シミ、くすみ、たるみ、シワといった肌の悩みは、活性酸素による攻撃で生まれているわけです。しかも、活性酸素が引き起こすのは肌の老化だけではありません。活性酸素によって臓器や血管はダメージを受け、病気を引き起こします。活性酸素だけが原因というわけではありませんが、ガンや心筋梗塞、脳卒中などの進行に寄与していると考えられ、研究が進められています。

体内でこの酸化を防いでくれるのが、抗酸化物質です。身近なところでいえば、ビタミンCやE、ベータカロテンなど野菜に含まれる成分。これは、野菜が活性酸素から身を守ろうとして作っている物質です。スキンケアの分野で有名なのはフラーレンでしょうか。食べ物やサプリメント、スキンケアから取り入れることで体の内外のサビを食い止めるだけでなく、生活習慣病の予防にもつながります。

また、植物の色素や苦味に含まれるポリフェノールという成分も、抗酸化作用を持つことで有名です。その数は５０００種類にも及ぶと言われていますが、身近なところだと緑茶成分のカテキン、それにブルーベリーに含まれるアントシアニン、赤ワインに含まれるレスベラトロールなどがそれにあたります。また、トマトなどに含まれる赤い色素・リコピンにも抗酸化作用があり、化粧品に応用しているメーカーがいくつもあります。

さて、ここまで読まれた方は、ひとつの共通項に気づいたのでは？　そうです。ポリフェノールを含む食べ物は、みんな色が濃いのが特徴なのです。それは、太陽のなせる業。植物は紫外線によるストレスでＤＮＡが傷つかないように、色のあるポリフェノールという成分で、わが身を守っているのです。そのため、日差しをぞんぶんに浴びた植物は、抗酸化力がアップします。私たち人間の体も、自前の抗酸化物質（ＳＯＤなど）を合成する能力がありますが、それは25歳をピークに衰えてきます。特に40歳前後から、抗酸化物質の合成量ががくんと落ちるので、意識して補う必要があります。

さて、お待たせしました。次は具体的な美肌成分のお話です。

まとめ

- 保湿、ターンオーバーには野菜中心の食事が効果的。
- 抗酸化には、ビタミンC、E、ベータカロテン、ポリフェノールが効果的。

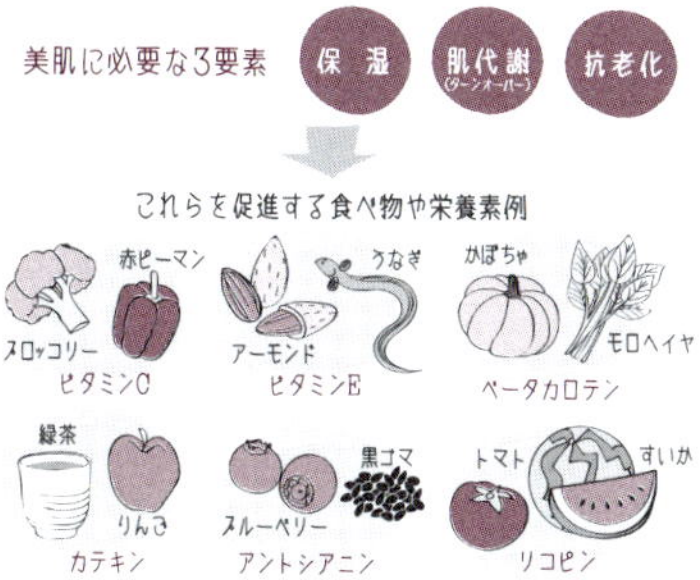

5章　美肌を作る栄養素

ここまで読んでいただいて、必要な栄養素を〝バランスよく〟摂る大切さがおわかりいただけたかと思います。「肌にいい」と言われているものをやみくもに摂取するのではなく、「何を」「どう摂るのか」がとても重要になってくるのです。

そこで「何を」にあたる栄養素についてお話しする前に、「どう摂るか」という点に注目してみましょう。

栄養素は〝チーム〟で働く

美肌について講演させていただく機会が多いのですが、そういった会場で「美肌栄養素について知っていることを教えてください」と聞くと、たくさんの声があがります。「ビタミンCを飲めばシミが消える」「ビタミンB群はくすみに効くんですよね」など、皆さんよくご存知です。それはそれぞれが間違っているわけではありませんが、ひとつ、大きな落とし穴があります。それは

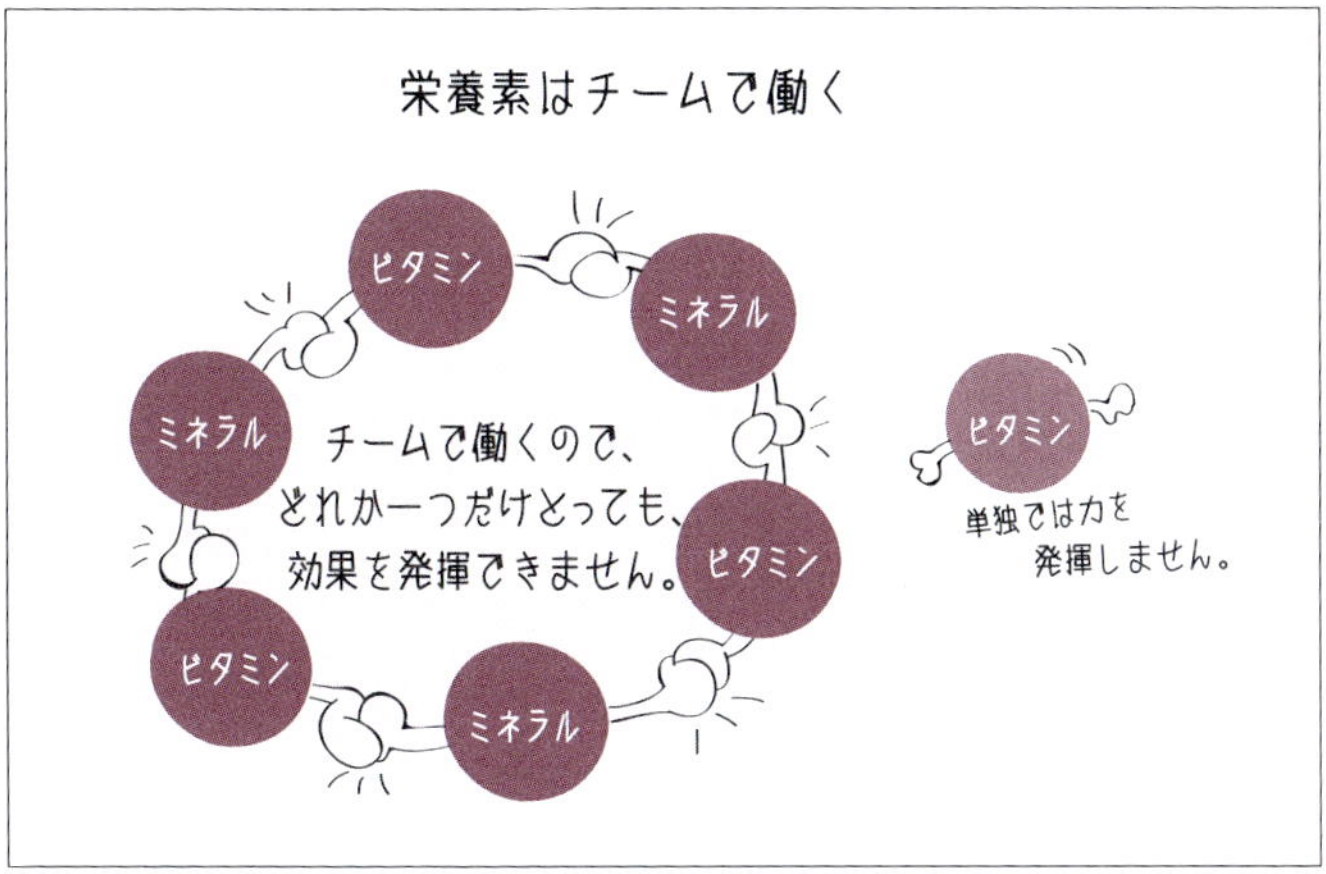
栄養素はチームで働く
ビタミン
ミネラル
ミネラル
チームで働くので、
どれか一つだけとっても、
効果を発揮できません。
ビタミン
ビタミン
ミネラル
ビタミン
単独では力を
発揮しません。

〝栄養素は必ずチームで働く〟ということです。巷では栄養素が単独で効くように言われていますが、それは大きな間違い。ひとつの栄養素だけをサプリメントで摂るのは、実はとっても非効率。チームになってこそ効果を発揮する、としっかり頭に入れておいてください。

たとえば貧血を例にとりましょう。鉄分が貧血対策に効果的であることはご存知ですよね。けれど、これにも大きな盲点があります。貧血は「鉄が足りないから起こる」のではなく、「鉄が不足することで、全身が酸欠状態になる」から、めまいや疲れといった貧血の症状が起きるのです。どういうことか、詳しく見てみましょう。酸素を体のすみずみに運ぶのは、血液中の赤血球の役割です。鉄が酸素を運ぶわけではありません。けれど、鉄には赤血球を生成する働きがあるので、鉄分が不足することによって赤血球も減り、それによって体を巡る酸素の量が減って貧血になるのです。鉄が赤血球を作る上で欠かせない材料なのは確かですが、ビタミンB_{12}（貝類に多く含まれます）や葉酸（緑黄色野菜に多く含まれます）を一緒に摂ると、赤血球の生成が促進されます。

貧血になったからといって鉄分を多く含むプルーンを食べても、なかなか改善しません。同時にビタミンB_{12}や葉酸も摂ること。あるいはひとつの食品でいっぺんに摂りたいなら、鉄分と同時にビタミンB_{12}や葉酸も含んでいるレバーが効率的です。

このように、ビタミンやミネラルなどの栄養素は〝合わせて摂る〟ことで本来の力が発揮できる仕組みになっています。ある特定の栄養素だけを多めに摂取しても、症状が改善したり、肌がキレイになったりという効果は実感しにくいはず。

野球をイメージしてみてください。すごく弱いチームに、優秀な4番バッターが一人入ってきました。さて、このチームは勝てるでしょうか？　きっとなかなか勝てないはずですよね。誰か一人が突出していても、ほかが一定のレベルに達していなければ空回りしてしまいます。メンバー全員がきちんと各自の力を充分に発揮することで、チームは強くなるのではないでしょうか。人間の体も、たくさんの臓器やシステムが協働している、という意味では同じこと。ベースとなる栄養素がそれぞれきちんとスタンバイしていなければ、投入したエース（＝サプリメント）も効果を発揮できません。チームで働いている、ということをくれぐれもお忘れなく。

栄養素の単独摂取は、ただのムダ？

もうひとつ、〝チームで働く栄養素〟にまつわる話をしましょう。ビタミン類の悪《あ》しき特徴なのですが、代謝するときに「一番少ないものに足並みを揃える」特徴があります。確かにビタミンCは重要な美肌成分ですが、A、B、Eといった各種ビタミンが摂れていないと、効果を発揮することができないのです。せっせとビタミンCドリンクを飲んでも余分なものと判断され、尿となって流れてしまうとしたら……もったいないですよね。

最近ではメジャーになったコエンザイムQ10やαリポ酸など、アンチエイジングに効くといわれる成分についても同様です。効果効能にひかれて1、2種類を買って摂り始めたとしても、ビタミンやミネラルがバランスよく揃っていなければほとんど意味がありません。その結果、「サプリメントを飲んでも効かない」と言われてしまうのでは、サプリメントを作っている側にも気の毒というもの。まずは日ごろからバランスのいい食事を心がけ、栄養素をチャージしておく。その上で、自分に足りないものを補ってください。そもそも食事のバランスが偏っているのならば、マルチビタミン・ミネラルでベースを整えましょう。ベースが整うことで初めて、「自分に足りない」「私にはこれが必要」と思う単独の栄養素も効果を発揮するのですから。

「自分に足りないもの」を見極めるには

ここまでお話をすると、次にいただく質問は「自分に足りない栄養素が何だかわからない」というものです。これに対しては、すごくシンプルな問いを用意しています。それは、

「最近、何を食べましたか？」

というもの。ここ2〜3日間に自分が食べたものを思い出してみましょう。たとえば「今日は朝からパンばかり」というのであれば、ビタミン・ミネラルともにかなり不足しています。「考えてみれば、ここ3日ほどお魚を一切食べていない」という方もいるのではないでしょうか。青魚に豊富に含まれる、不飽和脂肪酸の欠如が心配です。「3日間、和食を食べなかったわ」という人は、基本的なビタミン・ミネラルを補わなければなりませんが、食生活そのものの見直しを。お仕事で外食の機会が多い方も、たとえばランチで小鉢がたくさんついた和定食を選ぶのは、さほど難しくないはずです。どうでしょう？　こうやって改めて振り返ってみると、食生活に偏りがあることがよくわかるのではないでしょうか。

また、口内炎ができやすい、あるいは肌が荒れている、ニキビがすぐできるなどの不調を感じていたら、それも栄養不足のあらわれです。食生活を改善すること、またサプリメントで不足し

ている栄養素を補うことが必要です。その場合にも、ひとつの栄養素で症状を緩和するのが難しいことはお忘れなく。口内炎ができやすい人はビタミンB群が不足しがち、というのは事実です。けれどビタミンBだけを単体で摂取しても、バランスのとれたビタミンとミネラルのベースがないと、あまり意味がありません。「野菜が不足しがち」「外食続きで……」という人は、バランスよくビタミンとミネラルを摂取してください。

これからご紹介する〝美肌栄養素〟もすべて、いまお話しした仕組みと同じです。〝バランスよく〟を念頭に置いた上で、食生活やサプリメント選びの参考にしてください。

まとめ

- ある特定の栄養素だけを多めに摂取しても、非効率的。
- ビタミン類は代謝するとき、一番少ない量のものに足並みを揃える。

1 髪の悩み、貧血、アトピー、肌荒れの救世主

毛髪のビタミン【ビオチン】

ビオチン。日本ではまだ耳慣れない名前ですが、美肌を語る上では絶対に欠かせない、大切な栄養素です。ビタミンB群の中のひとつで、ビタミンB_7、あるいはビタミンHに入っています。皮膚炎の予防作用で有名になり、白髪や抜け毛の予防にも効果があることが判明した栄養素です。

肌や髪、爪を健康的に保つ働きがあるので、積極的に摂りましょう。酵素やビタミンB_{12}の働きを助けたり、免疫バランスを調整して代謝を活発にする働きもあります。

ビオチンは腸で作られる栄養素で、さまざまな食品に含まれていることから、欠乏しにくいと考えられてきました。けれど、偏った食生活を続けていたり、抗生剤の服用などで腸の細菌バランスが乱れると、ビオチンが生成されづらくなることがわかってきたのです。

また、アトピー性皮膚炎患者の中には、体内のビオチン濃度が通常の半分程度という人もいる

ようで、皮膚に炎症が起きている人、かぶれやかゆみが起きやすい人も積極的に摂ったほうがいい栄養素です。

サプリメントでの摂取が簡単ですが、ビオチンを多く含む食品を一日１００g食べていれば欠乏症になることはありません。

また、多くの食品に含まれているので、ちょっと意識すれば必要量を食事から摂取することは難しくありません。ビオチンを摂取するときの注意点としては、古い油、アルコール、コーヒーや生卵の白身、抗生剤などと一緒には摂らないこと。吸収率が下がり、せっかく意識して摂ったビオチンを効かせることができなくなります。

☑ビオチンを多く含む代表的な食品

- 豚や牛のレバー
- 大豆
- くるみや落花生

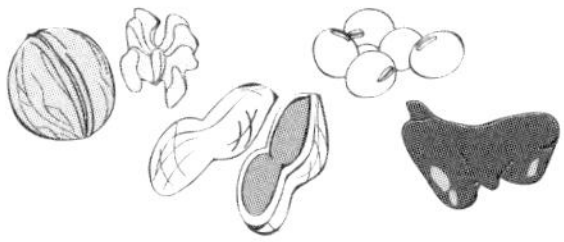

☑不足すると起きやすい症状

- 皮膚炎がある（アトピーとは限らない）
- シミ、シワが気になる
- 抜け毛や白髪が目立ってきた
- 貧血気味である
- 疲れやすく、眠りが浅い

☑日本の栄養摂取基準量

- 50μg／1日

2 皮脂分泌、眼精疲労に細胞再生を促す【ビタミンB_2】

肌の乾燥とニキビ。一見すると「皮脂分泌が足りない肌」と「皮脂分泌が多すぎる肌」と真逆のように感じられますが、案外、その〝根っこ〟は同じところにあるもの。疲れ目や口内炎、コシのないぺしゃんこ髪も、同じ〝根っこ〟を抱えている、と言ったら皆さんは驚かれるでしょうか。そのようなトラブルに効果を発揮してくれるのが、ビタミンB_2です。サプリメントのＣＭで耳にしたことがある方も多いことかと思います。

ビタミンB_2は細胞の成長や再生を促してくれる、とても大切な栄養素。皮膚や髪、爪、さらには粘膜を健康的に保つのに一役も二役も買ってくれている、水溶性ビタミンです。皮脂の分泌をコントロールしてくれるので、脂漏性の皮膚炎（皮脂の分泌が多く、その周囲に炎症を起こしてしまう症状）の治療にも積極的に用いられます。さきほど述べたように粘膜にも働きかけるビタミンなので、これが不足すると肌や髪がもろくなるだけでなく、目の充血や眼精疲労など、目の粘膜にまつわるトラブルが起きやすくなるのが特徴です。

また、脂肪をエネルギーとして使うときに、中心的な役割を果たすことでも知られています。甘いものや乳製品など脂質を多く摂りがちな人は、ぜひビタミンB_2を摂ってエネルギー代謝を促してください。成長期の子供もエネルギーを多く必要とするので、欠かさないように気をつけてあげましょう。抗生物質や副腎ホルモンの薬を飲んでいる人は、ビタミンB_2の欠乏症になりやすいので積極的に摂ってください。

食品から効率よく摂取しやすいのも特徴で、たとえば納豆、卵、焼き海苔など、そのまま食べられるものに含まれているのはありがたい限り。レバーに比べれば含有量は少ないのですが、毎日レバーを食べることに比べたら、毎日納豆や海苔をちょこちょこ食べるほうが簡単ではないでしょうか。熱にもかなり強いため、加熱調理してもかなりのビタミンB_2が摂れるというのも魅力的です。ただし水溶性なので、煮汁に溶け出しやすい点はご注意を。お味噌汁など汁ごと食べられる調理法がベターです。

気になるのは、1mgという日本の摂取基準値の低さ。この量で、つやつやの美肌を手に入れたり、疲れ目の回復、髪のコシアップを狙うのは無理な相談です。アメリカの対症摂取量はというと……なんと25～30mg！「病気予防」のための最低限の数値と、「健康的でキレイでいられる」

ための数値には、これほど差があるのです。美肌を目指すのなら……どちらが大切かは、読者の皆さんならおわかりですよね？

☑日本の食事摂取基準量

- 1mg／1日（ただし、この数字に騙されてはいけません！）

☑不足すると起きやすい症状

- 皮膚が荒れる
- 皮脂が過剰に分泌される
- 唇が荒れる
- 口内炎ができやすい
- 鼻の周りに脂肪のブツブツができる

☑ビタミンB_2を多く含む代表的な食品

- レバー（鶏、牛、豚）
- 焼き海苔
- うなぎ
- 納豆
- 卵

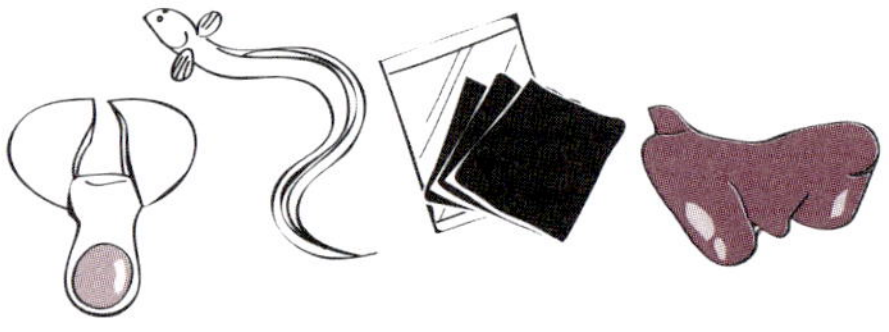

3 コラーゲン産生、シワ・たるみ・便秘の解消、抗酸化作用

美肌のビタミン【ビタミンC】

どんなにサプリメントや栄養に関心がない方でも、ビタミンCについては知っているはず。美肌を目指す私たちには、とても馴染みのある栄養素ですね。美白や免疫力アップなど、その働きもよく知られています。紫外線を浴びてしまったり風邪をひいたときには、何はともあれ「とりあえずビタミンC！」と思う方も多いのではないでしょうか。ここで改めて、その働きについて説明しましょう。

ビタミンCは、肌の内側にあるコラーゲン（＝肌のスプリング）の産出を促してくれるので、肌がふっくらと押し上げられ、シワやたるみを目立たなくしてくれる効果が期待できます。また、抗酸化作用の強さでも知られており、紫外線などの影響で生まれた活性酸素を除去してくれるので、肌や臓器のダメージを減らし、健康な状態をキープするのに役立ってくれます。さらに、メラニン産生を抑える効果もありますので、シミやそばかすといった肌悩みもお任せあれ。

皮脂分泌を抑制するという意味では、ニキビに悩んでいる人にもおすすめです。

ただし！　ビタミンＣはとても繊細な栄養素。摂り方には細心の注意が必要であることを頭に入れてください。

栄養素のほとんどは腸で吸収されるのですが、ビタミンＣは酸やアルカリに弱いため、腸に届く前に胃酸で壊れてしまいます。また、熱に弱く、水に晒しても減ってしまうという困った特徴があります。

つまり、食べ物でビタミンＣを吸収しようとしても、腸に到達する前に、調理段階や胃でその大部分が失われてしまうのです。水溶性ですから体に蓄えることができず、多めに摂った分は尿として排出されてしまいます。また、あっという間に消費されてしまうのもビタミンＣの特徴。たとえばタバコを１本吸えば25～１００mgが、ドキッとするなど一瞬のストレスでも、なんと５００mgが消費されてしまうのだそう。厚労省の「一日１００mg」という基準がいかに少ないか、このデータからもおわかりいただけますよね。ビタミンＣは、毎日たっぷりと摂ることが重要です。

せっかく摂ったビタミンＣサプリメントをムダにしないためには、どうしたらいいか——メーカーが苦心して考えた結果、胃酸で破壊されにくいカプセルに入れたり、錠剤をコーティングするなどの工夫がなされました。こういったメーカー側の努力は多くの場合パッケージに書かれていますので、ぜひチェックしてみてください。

最低限の健康維持のためであれば、厚労省が定める「一日１００mg」ということになりますが、美肌作用にはほど遠い量です。アンチエイジング効果を期待するなら２００mg以上、充分な効果を得るためには１０００～２０００mg程度を摂るのが望ましいでしょう。水溶性のビタミンなので、摂りすぎによる過剰症の心配はありません。

最後に、サプリメントで摂るときのコツをひとつ。さきほども述べたようにビタミンCは水溶性で、体内にストックすることはできません。ですから、ビタミンCの美肌効果をきっちりと引き出したいのなら、「こまめに摂る」ことが大切です。

たとえば一日１０００mg摂るのだとしても、一回にまとめて摂るのではなく、朝・昼・晩と分けて各３００mg程度を摂取するのが効果的。こまめに摂ることで、「血中ビタミンC濃度」がいつも一定のレベルに保たれ、肌まできちんと届くようになるのです。一回に大量に摂取すると血中ビタミンC濃度は一時的にグンと上がりますが、すぐに「ビタミンCは足りてます」とばかりに排出されてしまうので注意しましょう。

☑不足すると起きやすい症状

- 肌荒れ
- ニキビ
- 風邪をすぐ引く／なかなか治らない
- 疲れやすさ、だるさ
- 歯茎など粘膜からの出血

☑日本の食事摂取基準量

- 100mg／1日

☑ビタミンCを多く含む代表的な食品

- ピーマン（赤、黄、緑の順に多い）
- 10％アセロラ果汁飲料
- ブロッコリー
- カリフラワー

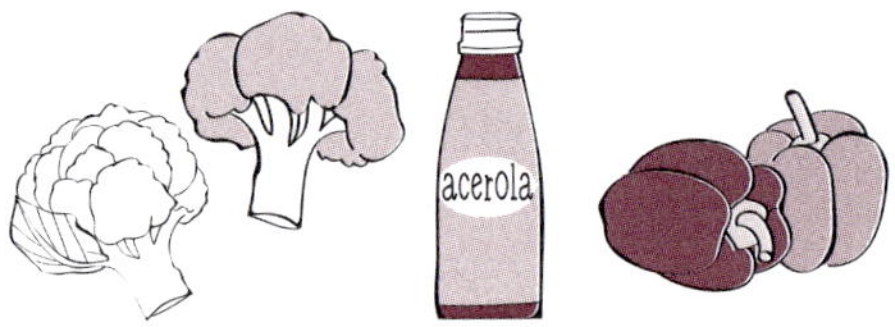

4

抗酸化、シワ、シミ、そばかす、ホルモン生成

若返りのビタミン【ビタミンE】

「抗酸化のエース」といわれるスター的成分といったら、何でしょう？　文字通りACE（エース）で、ビタミンA、ビタミンC、そしてここでご紹介するビタミンEが抗酸化作用の強いビタミンの代表格です。特にビタミンEは、細胞にとってガードマンのような存在。体をサビさせる活性酸素の攻撃から、細胞膜を守ってくれる大切な存在なのです。肌細胞だけでなく内臓や血管の老化も防いでくれるとあって、美容と健康への貢献度はトップクラス。ホルモンの生成とも深い関係があり（ビタミンEの別名「トコフェロール」とは、〝子供を作る物質〟という意味。ネズミの不妊予防の研究過程で発見されたというのも納得です）、生理痛や更年期障害の症状軽減、生殖機能を正常に保つなどの大切な機能をサポートしているのです。また、血行を促進したり、血中の善玉コレステロールを増やす、中性脂肪を減らす、はたまた疲労回復や血栓予防など、体のあちこちで生じる不調を解消してくれる効果もあります。生活習慣病を防ぐ効果も高い

といわれているので、ビタミンEをきちんと摂ることは、ガンや動脈硬化の予防にもなるといえるでしょう。

では、ビタミンEが不足するとどうなるのでしょうか。まず皮膚レベルでは、コラーゲン組織が縮み、シワやたるみの原因となります。また、ビタミンEは紫外線によって発生する活性酸素の除去に威力を発揮するのですが、不足してしまったら活性酸素は増える一方。シミやそばかすができやすくなってしまうわけです。血管の老化、疲れやすくなる、風邪をひきやすくなるといった症状も気になりますよね。特に血管は、肌細胞をはじめとしたあらゆる臓器に酸素と栄養を運ぶためのバイパスですから、若く保っておきたいところ。「アンチエイジング＝血管を若く保つこと」と断言するドクターもいるほどですから、美容のためにも健康のためにも、ビタミンEをしっかり摂って若さをキープしておきたいですね。

ビタミンEを摂るときのコツは「油と一緒に」ということです。脂溶性ビタミンなので熱には比較的強く、油と一緒に摂ると吸収率が高まるのです。そして、栄養素の大前提といえば……そう、〝栄養素はチームで動く〟でしたよね。ビタミンAやCは重要な抗酸化物質ですが、活性酸素をやっつけるときに自らが酸化してしまう、という側面があります。そうやって変質してしまったビタミンAやCをもと通りに戻してくれるのが、ビタミンEの底力。ビタミンAやCと一緒に摂ることで、抗酸化作用が「単純な足し算」よりもはるかに高くなるのです。毒性が低く、たくさん摂っても過剰症の心配が少ないのも素晴らしい点のひとつ。厚労省では栄養素の「摂るべき量（栄養摂取基準量）」のほかに、「これ以上は摂らないほうがいい量（上限量）」も定めています。ビタミンEの栄養摂取基準量は6・5mgなのですが、上限量は600〜700mg。たっぷりと摂取しても、なかなか「摂りすぎ」にはならないことがわかりますよね。

最後に、ビタミンEサプリメントの見分け方をひとつ。ビタミンEには種類がいくつかあるのですが、合成原料よりも天然素材から作られたものをおすすめします。というのは、天然素材を使ったもののほうが体内で働く時間も長く、効果も高くなるのです。逆に合成のビタミンEはというと、石油から人工的に製造したもの。化学式でいう構造が天然と合成では違っていて、人体に不要なものも混ざっているので避けるべき。私がドラッグストアでざっと見たところ、やはり廉価なビタミンEやマルチビタミンのサプリメントは、合成ビタミンEを使用していました。何でわかるのか、って？　簡単です。見分けるときのポイントは、原材料欄です。天然の素材なら「d-a-トコフェロール」となっているのですが、合成の場合は「dl-a-トコフェロール」と書かれています。残念ながら、パッケージの表面に「天然の〜」と書いてあるのに、裏面を見たら合成だった、というものもありました。ご自身の目でしっかり確認してください。

☑不足すると起きやすい症状

- シミやそばかすが気になる
- 頭痛や肩こりがひどくなる
- 生理痛が重い
- 血行が悪い
- 冷え性になる
- 貧血ぎみで顔色が悪い

☑ビタミンEを多く含む代表的な食品

- かぼちゃ
- ひまわり油
- 小麦胚芽
- アーモンド

☑日本の食事摂取基準量

- 6・5mg／1日

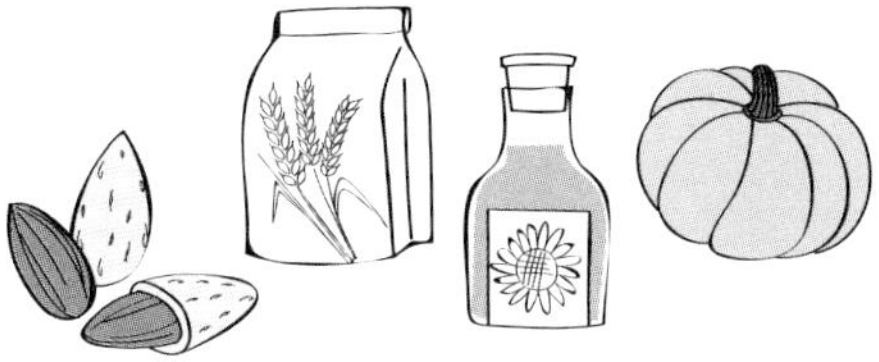

5
抗酸化、シミ・くすみ対策
肌をサビさせない名人
【ベータカロテン】

ベータカロテンとは緑黄色野菜の色素成分のことですが、ビタミンAとして扱われることもあります。それならいっそのこと「ビタミンA」と呼んでしまえばいいのに……と思った方は鋭い！　でも、これにはれっきとした理由があります。ベータカロテンは、体内でビタミンAが不足すると、必要な量だけビタミンAに変わってくれるという、なんとも不思議で優秀な成分なのです。

「それなら、ビタミンAをきちんと摂っていれば、ベータカロテンは必要ないのでは？」と思われた方、その疑問もごもっともです。ビタミンAは抗酸化力が高く、また粘膜を強化する働きも優れています。

ですから、乾燥肌から鼻炎や花粉症の対策としてもぜひ摂りたい栄養素です——ひとつの問題点をのぞいては。

それは、過剰摂取のリスクです。ビタミンAは脂溶性なのですが、「脂に溶ける」ということは、体の脂質に蓄えられる、ということ。摂りすぎてしまうと吐き気やめまいが生じたり、頭痛を起こすケースもあります。

また、妊婦さんがビタミンAを摂りすぎると胎児に悪影響があるとされており、妊婦さんの上限（５０００IU）が定められているほどです。となれば、「体内で、いま必要な分だけビタミンAに変わってくれる」というベータカロテンが支持されるのも納得いただけるのではないでしょうか。

また、ベータカロテンそのものにも強い抗酸化作用があり、粘膜を健康的に保つ働きがあります。さらに、代謝を調整し、肌の生まれ変わりをサポートしてくれるという側面もあります。丈夫でうるおいのある、そして代謝が活発な肌になりたいのなら、ベータカロテンをしっかり、たっぷり摂りましょう！

ベータカロテンを摂るときのポイントは、油と一緒に摂取すること。吸収率がぐんとアップするので、炒めたり焼いたり、あるいは生の状態ならオイルをかけるなどして、油分と一緒に食べるのがおすすめです。

☑日本の食事摂取基準量

■ 450μg／1日

☑不足すると起きやすい症状

■ 皮膚が乾燥する
■ ニキビが目立つ
■ 肌のくすみが気になる
■ 肌のハリ・弾力が低下する

☑ベータカロテンを多く含む代表的な食品

■ 焼き海苔
■ しそ
■ モロヘイヤ
■ にんじん

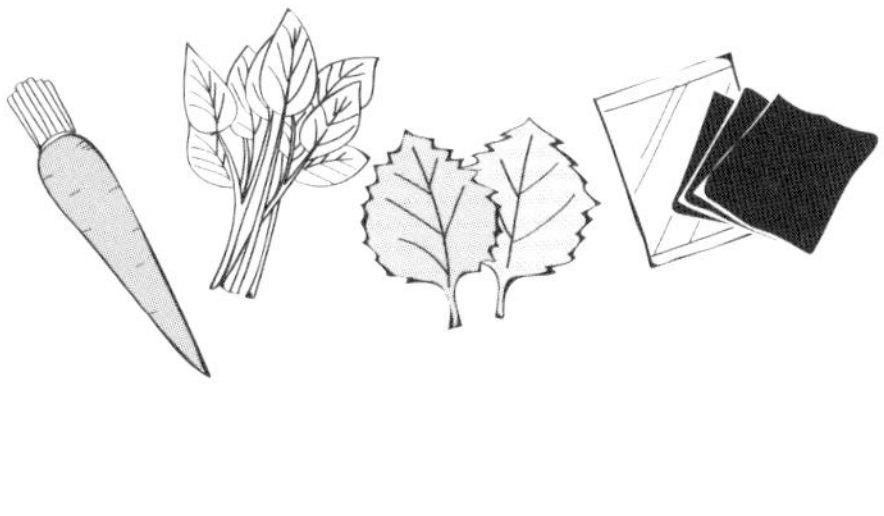

6 目の下のクマ、二枚爪、抜け毛、くすみ、貧血対策

酸素を運ぶ【ヘム鉄】

実は、女性のうち半分以上の人が鉄不足だと言われています。もっと踏み込んで、「生理のある女性のほとんどが鉄不足」と言うドクターもいます。たとえ貧血の自覚症状がなくても、目の下にクマができやすい、抜け毛が増えた、二枚爪で悩んでいる……など、鉄不足からくる症状に思い当たるなら、あなたも立派な鉄不足。肌も気持ちもどんよりとしてしまう前に、しっかりと鉄分を摂りましょう。

おすすめの摂り方を学ぶ前に、まずは鉄の役割をおさらいします。鉄は赤血球を作る上で欠かせない成分で、酸素を体中に運んでくれる大切なミネラルです。鉄が不足すると体は酸欠になるため、疲れやすい、だるいといった貧血の症状があらわれ始めます。逆に、酸素がきちんと届いている肌は代謝が上がり、透明感が出て明るくなります。鉄分不足の解消は、イキイキとした美肌を手に入れるために避けては通れません。

　では、鉄には2種類あることをご存知でしょうか？　私たちは一口に「鉄」と呼んでしまっていますが、「ヘム鉄」と「無機鉄（非ヘム鉄）」の２つがあるのです。「ヘム鉄」のほうは動物性で、レバーや卵黄、牛肉などに含まれています。「無機鉄（非ヘム鉄）」は植物性の鉄分で、ほうれん草やプルーンに含まれています。さて、どちらを摂るほうが効率がいいのか、わかりますか？

　２つを比べると、圧倒的な差が出るのが〝吸収率の違い〟です。無機鉄に比べ、ヘム鉄はなんと5～10倍も吸収率が高いのです。鉄分を含む食品なら何でもいいわけではなく、ヘム鉄で摂るほうがはるかに効率がよいのです。私たちは貧血になるとせっせとプルーンを食べたりしますが（プルーンでの鉄分補給も悪くはないのですが）肝心の吸収率がイマイチなので、できればレバーや卵黄、牛肉などの動物性食品で摂るのが理想的です。ただし、必要量を摂ろうと思うと、鉄分が豊富な豚レバーでも１００g食べなければなりません。鉄分は、吸収がいいヘム鉄でも75～85％は吸収されないまま排出されてしまうので、必要なだけの鉄を食品から摂ろうとすると、かなりのボリュームになってしまうのです。毎日豚レバーを１００g……は、ちょっとハードルが高いですよね。それだけ食べようと思うと、食事内容が偏ってしまうのも考えものです。鉄分を多く摂れる食事を心がけつつ、サプリメントで補ってあげるのが現実的でしょう。

ただし、サプリメントを選ぶときは注意しなければいけないポイントが2つあります。ひとつは、「混ぜものが入っていないヘム鉄か」を確認すること。ひどい場合には、パッケージの表には「ヘム鉄○mg」と書いてあるのに、原材料欄を見るとどこにもヘム鉄が使われていない！　というケースもあります。また、無機鉄（非ヘム鉄）とブレンドして、ほんのちょっぴりヘム鉄を入れただけで「ヘム鉄」として販売しているものもあります。無機鉄はヘム鉄に比べて安価なので使用されがちなのですが、吸収率が悪いだけでなく、吐き気や下痢などの胃腸障害のリスクもあります。無機鉄が入っている場合は、原材料欄に「クエン酸鉄」「ピロリン酸鉄」と書いてありますので、注意しましょう。

もうひとつのポイントは、配合量。「ヘム鉄の量＝鉄の量」というわけではありません。ヘム鉄が元素として含んでいる鉄の配合量は、なんとたったの2％！　9mgの鉄分を摂ろうと思ったら、ヘム鉄を450mgも摂らなければならないのです。

さて、ここで応用問題です。先日、インターネットで「ヘム鉄1日分84mg配合！」と表示されたサプリメントを見つけました。価格は3000円。さて、これは買うべきか、買わざるべきか……もうおわかりですね。このサプリメントは、1日分に鉄分が84mg含まれているわけではありません。実際に含まれている鉄は2％ですから、たったの1・68mg。1日分の鉄分を摂ろうと思ったら、このサプリメントを4、5日分飲まなくてはなりません。こんなものに3000円も払うなんて、あまりにもったいない！　それから鉄分を含んだサプリメントをあれこれチェックしてみたのですが、ものによっては鉄分が1％程度しか配合されていないものもありました。

「ヘム鉄≠鉄」という盲点、くれぐれもお忘れなく。

☑不足すると起きやすい症状

- 目の下のクマがとれない
- 顔色が悪い
- 爪が反る／もろくなる
- 唇の端が切れやすい
- シャンプー時に毛が抜けやすい

☑日本の食事摂取基準量

- 鉄5・5～9mg／1日

（ヘム鉄なら275～450mg）

☑ヘム鉄を多く含む代表的な食品

- レバー
- 卵黄
- 牛肉

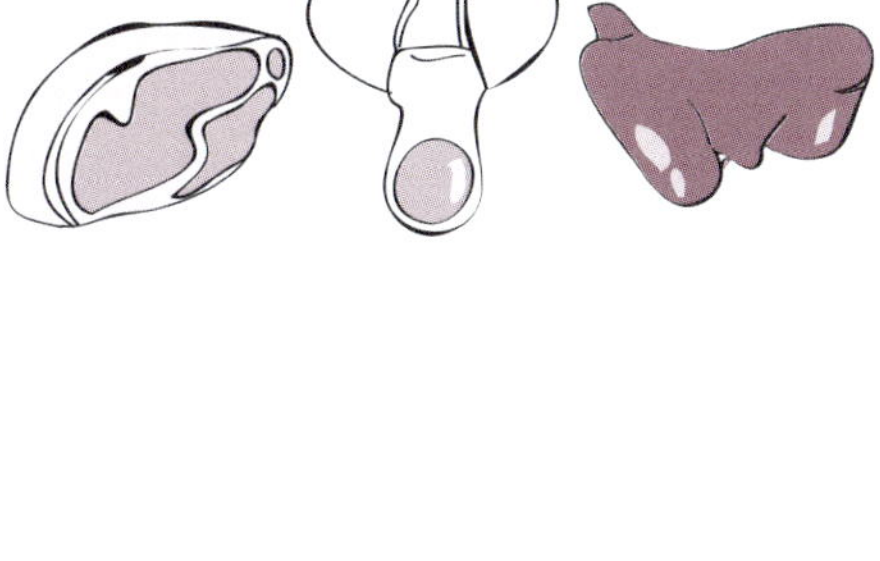

7

生活習慣病予防、抗酸化、くすみ・たるみ・シミ・毛穴対策

老化を遅らせるニューフェイス【レスベラトロール】

レスベラトロールという名前を聞いて、ピンとくるでしょうか？　おそらく「初めて聞いたわ！」という方がほとんどではないかと思います。けれど、これからの美肌マーケットの新たな主役となるにふさわしい栄養素なのです。

レスベラトロールは、数あるポリフェノールの中でもずば抜けて強力な抗酸化作用の持ち主で、そのパワフルさが近年認められたばかりのニューフェイス。まずは、レスベラトロールがここまで注目を集めるまでの経緯を見てみましょう。

脂肪分の摂りすぎは、糖尿病や動脈硬化、心疾患などさまざまな生活習慣病を引き起こします。特に中高年になると、脂肪分の過剰摂取は文字通り命取りになりかねませんから、あちこちで警鐘が鳴らされています。

でも――と、ある人が考えました。フランス人はバターやチーズといった乳製品、それに肉類

を実にたっぷり食べる。それなのに、動脈硬化や心疾患での死亡率が特別高いというデータはない。それどころか、フランス人の寿命はヨーロッパで一番長いのです。どうしてこんなに不思議な現象が、フランスだけに起きるのだろう？　と。

これが、昔から「フレンチ・パラドックス」と言われてきた謎です。さっそく調査が始められました。このパラドックスに貢献している食品として、フランスが世界一の消費量を誇る赤ワインが挙がったのは言うまでもありません。そして２００３年に、赤ワインに含まれるポリフェノール（なんと５０００種以上！）のひとつ、レスベラトロールという栄養素がその鍵を握る、との発表がなされました。

ハーバード大学などの国際研究チームによると、レスベラトロールは高脂質・高カロリーマウスを長生きさせるだけでなく、ガンの予防にも効果的とのこと。文字通り〝寿命を延ばす成分〟として、２００６年のＡＰ通信やニューヨーク・タイムズにも大々的に取り上げられたので、そのニュースをご記憶の方もいるかもしれません。

記事では生活習慣病を予防する効果について述べられていましたが、私は「この抗酸化作用をぜひ肌にも！」と思わずにはいられませんでした。ただの抗酸化作用ではありません。何倍、何十倍もの効果が期待できるのですから！

そんなスーパーな抗酸化物質・レスベラトロールですが、「アルコールが苦手だから、私は摂れないわ」なんて思った方もご心配なく。レスベラトロールは、ぶどうの果皮にも含まれています。ただし、白ぶどうではなく、赤ぶどうの皮であることが肝心です。ポリフェノールは「太陽の恵みを浴びた、色の濃い食べ物に含まれる」という話を、覚えていますか？　赤ぶどうの色素がポイントなのです。

ただし、いくらワイン好きの方でも、毎日のように大量の赤ワインを飲むのは考えもの。アルコールやカロリーの摂取も気になります。

また、赤ぶどうを一年中、せっせと食べるのも大変ですよね。効率的にレスベラトロールを摂るには、やはりサプリメントの助けが必要です。

ここで、サプリメントを選ぶときの注意点をひとつ。レスベラトロールは赤ワインや赤ぶどうからだけでなく、タデ科の植物やピーナッツの皮からも抽出することが可能なようです。

ただし、赤ぶどう以外の素材から抽出されたものは、まだ安全性に疑問が残るよう。サプリメントで摂るなら、赤ぶどうから抽出されたレスベラトロールからできているものを選びましょう。

☑不足すると起きやすい症状

- 肌がくすむようになってきた
- 肌のたるみが気になる
- シミやシワが増えた
- 疲れやすくなった

☑レスベラトロールを多く含む代表的な食品

- 赤ワイン
- 赤ぶどう
- 落花生（ピーナッツ）の皮

☑日本の栄養摂取基準量

- 未設定

☑食事で摂る際の注意

- 赤ワインの飲みすぎに注意！
- 赤ぶどうの「皮まで食べる」ことが大切。

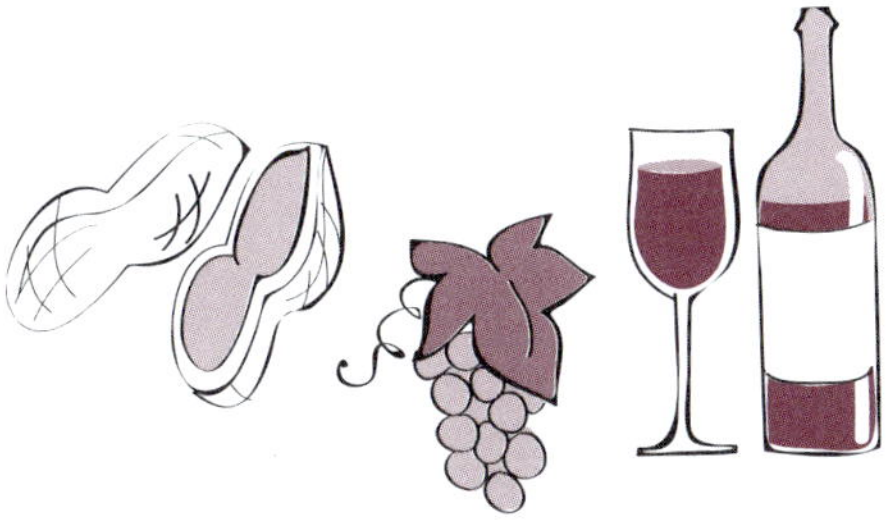

8 味覚の調整、ターンオーバー促進、メラニン代謝促進性のミネラル

【亜鉛】

一時期メディアで「キレる子供」がさかんに特集されたとき、ある栄養素の名前がよく挙げられていたのを覚えていますか？　亜鉛というミネラルです。よく「カルシウムが足りないとイライラする」なんて言われますが、そのカルシウムを脳へと運んでくれるのが亜鉛です。最近の子供や若者が摂りがちな加工食品には食品添加物が多く、それが亜鉛の吸収を阻害してしまうため「キレやすく」なっているのでは、と取り沙汰されました。

また、亜鉛は舌に存在する「味を感じる細胞」の形成に不可欠なため、コンビニ世代の若者には味覚障害が広がっている、という報道もあります。統計的なデータは今のところとられていないようですが、ファストフードやインスタント食品に頼りがちな現代人にとって、亜鉛は不足しやすいミネラルの筆頭と言えます。

美肌の観点から見ると、亜鉛は肌のターンオーバーになくてはならないミネラル。アミノ酸や

ビタミンCと一緒に、コラーゲンやエラスチンを作ってくれるのです。これが肌のスプリングとなって、内側からふっくらと弾むようなハリを生み出してくれるわけです。また、メラニンの代謝も促してくれるので、すでにあるシミやそばかすを薄くしたいときにも、亜鉛は欠かせません。抗酸化作用が高いことでも知られており、皮膚の炎症や老化を防いでくれるのです。この章の見出しに「性のミネラル」なんてつけてしまいましたが（笑）、亜鉛は性殖機能の活性化にも一役買ってくれています。不足すると女性ホルモンの分泌量が低下したり、男性は精力が減退する、というデータも。亜鉛をきちんと摂取してそういったトラブルを防ぎ、性殖機能を活性化しましょう。ホルモン分泌が順調であれば、肌もつやつやかで元気になり一石二鳥です。

亜鉛を効率的に摂るコツは、ビタミンCやアミノ酸と一緒に食べること。亜鉛だけではコラーゲンを作り出すことはできず、やはりここでも〝チーム〟として働いているのですね。こうやって考えてみると、牡蠣《かき》にレモンを絞って食べる、という習慣は理にかなっています。ビタミンC豊富なレモンと亜鉛たっぷりの牡蠣は、美肌にも、性殖機能の安定にも役立ってくれる黄金の組み合わせ！　亜鉛は加熱にも比較的強いので、生が苦手な方はぜひ牡蠣フライにして、ギュッとレモンを絞って召し上がってください。

☑不足すると起きやすい症状

- 肌荒れが続いている
- 髪がパサつく
- 抜け毛・枝毛が目立つ
- 爪が変形する
- 爪に縦ジワができる
- 疲れやすい
- イライラしやすい

☑亜鉛を含む食品

- 牡蠣
- ビーフジャーキー
- 煮干し

☑日本の食事摂取基準量

- 8mg／1日

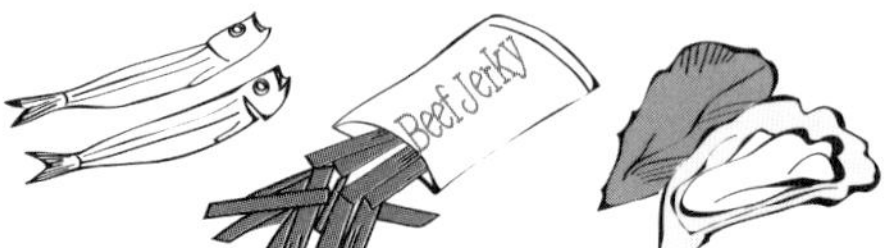

9　疲労回復、貧血解消、アミノ酸の代謝アップ

造血のビタミン
【葉酸】

だるい。疲れやすい。イライラする。口内炎ができやすい……。思い当たる症状があれば、あなたも〝葉酸不足〟の仲間入り！「こんな症状、誰だってひとつやふたつ当てはまるでしょ？」と言うことなかれ。なんと、女性のうち50％は葉酸不足に陥っているのだそう。「年齢のせいか、疲れやすくなったわ」なんて言う前に、葉酸をきちんと摂れているかを振り返ってみたほうがよいでしょう。

葉酸は水溶性のビタミンB群の仲間で、貧血予防に役立つ栄養素として知られています。赤血球が酸素を体のすみずみまで運ぶというお話はすでにしましたが、赤血球を作り出すためにはビタミンB_{12}、そして葉酸が必要不可欠。「造血のビタミン」と言われるのも当然のことなのです。

妊婦さんや授乳中のママに必要なビタミンとしても有名です。理科の時間に習ったかと思いますが、細胞が増えるときには遺伝子の情報をコピーしますよね。そっくり同じ遺伝子を作ること

で、同じ遺伝子の細胞2つに分裂するのです。このとき、遺伝子のコピーを助けるのが葉酸（正確には、葉酸を材料として作られる核酸）です。胎児や赤ちゃんは毎日すごい勢いで細胞分裂を繰り返して成長しますから、「細胞分裂の材料」が不足してはいけません。妊娠初期に胎児が葉酸不足になると、障害が起きる可能性もあります。あの腰の重い厚労省ですら、「将来的に妊娠を希望する女性は、妊娠前から一日400μgの葉酸を摂るのが望ましい」と推奨しています。

この本のテーマである「美肌」にとっても重要なビタミンで、タンパク質やアミノ酸の代謝には欠かせません。さきほども述べたように、葉酸は細胞が増えるときに必要な栄養素。ターンオーバーを繰り返し、新しい肌が生まれるときにも重要な役割を果たしてくれるのです。妊婦さんでなくても、女性はどんどん取り入れるべき栄養素なのです。

葉酸を食事から摂取するなら、緑黄色野菜をたっぷり、が鉄則です。注意したいのは、葉酸が光に対してとても弱いということ。たとえ新鮮な野菜でも、日のあたる場所に3日間放置すれば、なんと7割もの葉酸が分解されてしまうのです。野菜を買ってきたらすぐに冷蔵庫に入れ、早めに食べきるようにしましょう。また、どんなメニューに取り入れるかも重要です。というのも、水溶性の葉酸は、調理の過程で95％が水に溶け出してしまうのです。スープやお味噌汁など、汁ごと食べられるメニューがおすすめです。

☑不足すると起きやすい症状

- だるくて疲れやすい
- イライラすることが多い
- 皮膚にシミができやすい
- 口内炎ができやすい
- 唇や口の端が切れやすい

☑葉酸を多く含む代表的な食品

- レバー
- 大豆などの豆類
- 緑黄色野菜（ほうれん草など）

☑日本の食事摂取基準量

- 240μg／1日

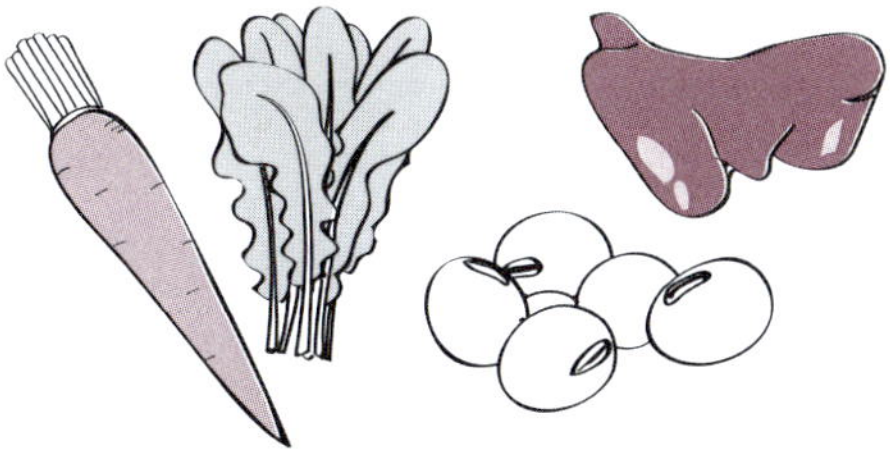

10 便秘・アレルギー・コレステロール抑制

栄養吸収の最前線【乳酸菌】

私たちが毎日口にする食物をせっせと吸収し、不要なものを排出しているのが腸という器官です。これがどのくらいのサイズか、皆さんご存知でしょうか？　まっすぐに伸ばすと実に5〜6メートル。そこにヒダがあり細かい毛が生え、表面はビロードのようになっているため、表面積はなんとテニスコート1面分！　そこにびっしりと腸内細菌が住み着き、せっせと栄養を吸収しているわけです。

ですから、腸は私たちの体の一部ではありますが、「ひとつの独自な世界」を形成しているようなもの。そこには100兆個もの菌が住み着き、送られてくる食物を分解・吸収したり、侵入してきた雑菌をやっつけたり。一人の人の腸内だけで、実に100種類以上の菌がせめぎ合いながら暮らしているのです。その中にはせっせと働いて食物をアミノ酸やブドウ糖などの小さな形に変えて吸収する菌もいれば、悪さを働く菌もいます。栄養の吸収を阻害したり悪臭のもとを作ったり、はたまた発ガン性物質を作るような菌もあるのです。いわゆる「悪玉菌」ですね。これを減らし、「善玉菌」を増やすのが美容のためにも健康のためにもマストです。

ちょっと回り道になるのですが、腸の細菌バランスに関わる体験談をひとつ。6年前に出産して子育てに奮闘していた頃、毎日が驚きの連続でした。その中で「腸」といえば思い出すのは、新生児のウンチが鮮やかな黄色で、イヤなニオイもほとんどないということ。子育てをなさった方ならご存知かと思いますが、オムツの始末をしていても不快な気持ちにならないくらい、通常の便とは違ったものが排泄されているんです。ところが面白いことに、離乳食を始めると少しずつ色が濃くなってくる。特に肉や魚といった動物性タンパク質を食べるようになると、ニオイも発するようになりました。「腸内の細菌バランス」を目《ま》の当たりにすることになって、大興奮したのを覚えています。実際に新生児の腸は善玉菌だらけで、食生活や加齢によって腸内の細菌が減ったりバランスが崩れたりしていくのだそう。私たちが「生まれたときのまっさらな腸」をキープできれば理想的なのですが、肉や魚を食べる〝普通の生活〟をしている限り、悪玉菌も活発になってしまうのは避けられません。そして、どんなに素晴らしい食生活をしていようと、バランスのよいサプリメントを摂取しようと、それを吸収する腸がきちんと働けなければ意味がありません。乳酸菌は「肌細胞のモトとなる栄養素」ではありませんが、どんな食事をしている方でも、年齢を問わず意識して摂取していただきたいと思います。特に肉が大好きという方、年齢を重ねた方は腸内の細菌バランスが崩れがちです。また、現代人はちょっとした病気で抗生剤をすぐに飲んでしまいますが、これは腸内の善玉菌も殺してしまうことになるので注意しましょう。

腸内の細菌バランスを整えるために私がおすすめするのは、まずは乳酸菌たっぷりの食品を摂ること。ぬか漬けやキムチ、納豆にお味噌など、和食には乳酸菌がたくさん含まれています。「菌なんて、胃酸でやられちゃうんじゃないの?」と思われがちですが、ご心配なく。確かに胃酸で多くが破壊されてしまうのは事実ですが、先に挙げた食品に含まれる乳酸菌は酸に強く、腸まで届きやすいものばかり。良質なアミノ酸や繊維も含んでいますから、乳酸菌と協同で腸の細菌バランスを整えてくれます。忙しくてきちんとした和食を摂れないという日には、プロバイオティクスのヨーグルトを摂ってみては? 乳酸菌は300種類もあり、食品メーカーがそれぞれ独自に研究したおすすめの菌を入れています。ダイエット的にはカロリーが気になるところですが(笑)、忙しい現代人が手軽に乳酸菌を摂るにはぴったりのアイテムだと思います。

もっと手軽に摂りたいという方、便秘に悩んでいる方はぜひサプリメントもプラスしましょう。ただしサプリメントはコスト面で難しいのが現状です。ビタミンなどと違って菌は生きているものなので、錠剤の形になった段階でうまく働いてくれるかは疑問が残ります。「冷暗所で保存」というタイプは生きた乳酸菌をキープできますが、その分コストが膨大になり、かなり高価になってしまいます。私がサプリメントを開発するときは「高価で手が出せない」というものにはしたくなかったので、有胞子をカプセルに入れるという方法を選びました。眠っている状態だと熱や酸に強く、それをさらにカプセルで守ることで腸まで届け、そこで発芽させるという仕組みです。サプリメントや食事で乳酸菌を上手に摂取して、美肌を生むヘルシーな腸を育てましょう。

11 骨粗しょう症予防

〝貯金〟が肝心！【カルシウム】

美肌の本でカルシウム？　そう思った方も多いのではないでしょうか。確かにカルシウムはビタミン類などと違い、美肌を語るときに取り上げられにくい栄養素です。摂取したカルシウムの99％は骨や歯に蓄えられるので、「カルシウムが肌にいい」と聞いてもピンとこないかもしれません。

けれど、美肌に関心がありコスメが好きな女性なら、数年前に「カルシウム配合の化粧品」が登場したことを覚えていらっしゃるのではないでしょうか。

アンチエイジングの観点からいえば、骨や歯だけでなく、肌もカルシウム不足によってもろくなってきます。しかも、カルシウムはここ30年の間一度も厚労省が定める「標準摂取量」に達していない、日本人が慢性的に不足しがちな栄養素なのです。

特に最近の調査で、20～30代の女性に著しいカルシウム不足が目立つ、というデータが。肌のキレイが気になるこの世代の女性にぜひ知っていただきたいと思い、あえてこの項目をもうけました。

女性は出産のときに骨や歯からカルシウムがたくさんとられます。出産を経験しなくても、閉経後は骨量や骨密度がガクンと落ち、骨粗しょう症などのリスクがきわめて高くなります。骨量は20代をピークに減少し始め、閉経後は年2％のペースで減少するのだとか。単純計算だと閉経後の10年間で骨量が20％減るということですから、スカスカになって折れやすくなるのも納得いきますよね。

ですから美肌のためにも健康のためにも、成長期のお子さんやティーンはもちろん、働き盛りの女性、妊婦さん、エイジングが気になる方などあらゆる年代の女性はカルシウムを積極的に摂るべし！　と思います。

カルシウムのユニークなところは〝貯金〟できるということ。すぐに必要でない分は骨に蓄えられ、出産などの緊急事態やカルシウムが極端に不足したときに、骨の〝貯金〟を使う仕組みになっているのです。体って本当に賢いですよね。

ただし、その賢さの裏には、「一度に大量の〝貯金〟はできない」という側面があります。しかもカルシウムは吸収率が低い栄養素なので、骨粗しょう症になってしまってから慌てて摂っても、骨をもとの状態に戻すのは至難の業。閉経前からこまめに摂取して、しっかり蓄えておくことが重要なのです。

すでに述べたように、栄養素はチームで働きます。カルシウムはビタミンDやタンパク質と一緒に摂取すると吸収率がアップするので、大豆製品やきのこ類と一緒に摂りたいところ。肌をはじめとする全身の細胞の膜を丈夫にしたり、うるおいを蓄える力がアップします。

スナック菓子に多く含まれているリンはカルシウムの吸収を阻害するので、ダイエットの意味でも、そして骨の健康のためにもご注意を。

それから、妊娠中だったり、これからそういう予定があるという方に。体は本当に機能的にできているので、妊娠中は腸でのカルシウムの吸収率がぐんと上がります（人によっては倍近くも！）。

うまくできていますよね。ベビーの成長のために必要なのはもちろんですが、自分の骨密度をキープし骨や肌をヘルシーに保つためにも、毎日たっぷりと摂取してください。

☑不足すると起きやすい症状

- 乾燥肌、敏感肌
- 骨粗しょう症
- 動脈硬化
- 高血圧

☑カルシウムを多く含む代表的な食品

- 牛乳、乳製品
- 小魚
- 海草
- 小松菜、ほうれん草

☑日本の食事摂取基準量

- 600mg／1日

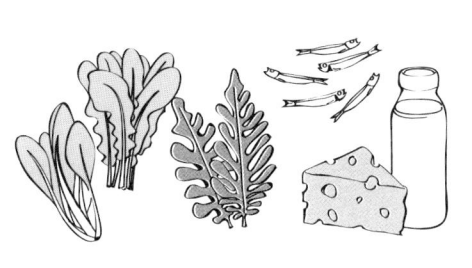

美肌栄養素を含む食品

栄養素	対　策	それらを含む食品
ビオチン	毛髪、貧血、アトピー、肌荒れ	豚や牛のレバー、大豆、くるみや落花生（ピーナッツ）
ビタミンB_2	皮脂分泌、眼精疲労	レバー（鶏、牛、豚）、焼き海苔、うなぎ、卵
ビタミンC	コラーゲン生産、シワ、たるみ、便秘、抗酸化	ピーマン、10％アセロラ果汁飲料、ブロッコリー、カリフラワー
ビタミンE	抗酸化、シワ、シミ、そばかす、ホルモン生成	かぼちゃ、ひまわり油、小麦胚芽、アーモンド
ベータカロテン	抗酸化、シミ、くすみ	焼き海苔、しそ、モロヘイヤ、にんじん
ヘム鉄	目の下のクマ、二枚爪、抜け毛、くすみ、貧血	レバー、卵黄、牛肉
レスベラトロール	生活習慣病、抗酸化、くすみ、たるみ、シミ、毛穴	赤ワイン、赤ぶどう、落花生の皮
亜鉛	味覚調整、ターンオーバー促進、メラニン代謝促進	牡蠣、ビーフジャーキー、煮干し
葉酸	疲労回復、貧血、アミノ酸代謝アップ	レバー、大豆などの豆類、緑黄色野菜
乳酸菌	便秘、アレルギー、コレステロール抑制	ぬか漬け、キムチ、納豆、味噌、プロバイオティクスのヨーグルト
カルシウム	乾燥肌・敏感肌、骨粗鬆症、動脈硬化、高血圧	牛乳、乳製品、小魚、海草、小松菜、ほうれん草

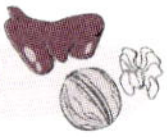
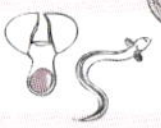
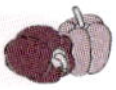
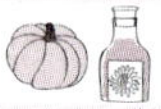
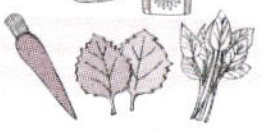
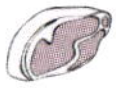
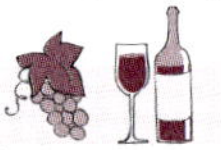
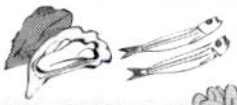
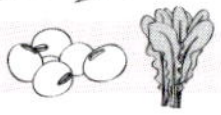
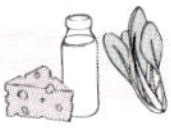

ビタミンの上手な摂り方

美肌に欠かせない栄養素であるビタミンは、残念ながら食品を調理したり、冷蔵庫で保存している間にどんどん減少していきます。「日本の食事情」の章でお話ししたように、野菜でもフルーツでも、新鮮なものをまるごと食べることができればベストです。ただ、いっさい手を加えずに野菜をたっぷり食べるのは難しいですし、味もそっけもない「素材まるごと！」な食卓になってしまいます。そんなジレンマとどう付き合ったらいいかを知るために、2種類あるビタミンの特性をお話ししましょう。

●水溶性ビタミン

ビタミンB群、ナイアシン、ビオチン、ビタミンCなど。

■特性

1．水に溶けやすい……体内でも、水に溶けた状態で存在します。調理の際の水洗い、茹でる・煮るなどの処理でどんどん流れ出してしまいます。

2．熱に弱い……調理中の加熱にはくれぐれも注意を。ビタミンCは特に壊れやすいので、短時間でサッと火を通すことが肝心です。

3．過剰摂取の心配が少ない……多量に摂取して余ると、尿を通じて体外へ排出されます。逆にいえば体内に貯蔵はできないので、毎日こまめに摂取する必要があります。

●脂溶性ビタミン

ビタミンA（ベータカロテンを含む）、ビタミンE、ビタミンD、ビタミンKなど。

■特性

1．油に溶けやすい……体内でも、油に溶けた状態で存在します。水洗いOK。油と一緒に摂ると吸収率がアップ。

2．熱に比較的強い……水溶性ビタミンに比べると、多少の壊れにくさがあります。

3．過剰摂取の危険あり……摂取後は肝臓や脂肪などに溜め込まれるため、上限量を超える摂取を続けると、過剰症状が起きます。

たとえば新鮮な生のほうれん草なら、100g中に35mgのビタミンCが含まれています。これを冷凍すると21mgまで減ってしまいますし、1分茹でると約25mg、3分茹でると19mgに減ります。加熱すると水溶性ビタミンはすごい勢いで失われていくので、調理は短時間で済ませ、まるごと食べられるメニューがいいことがよくわかりますよね。

ベータカロテンが豊富なにんじんは、油で炒めると腸での吸収率が高まります。じっくりと火を通す料理にも比較的耐えられるので、炒め物だけでなく、コトコトと火を通す煮物やシチューなどにも適しています。

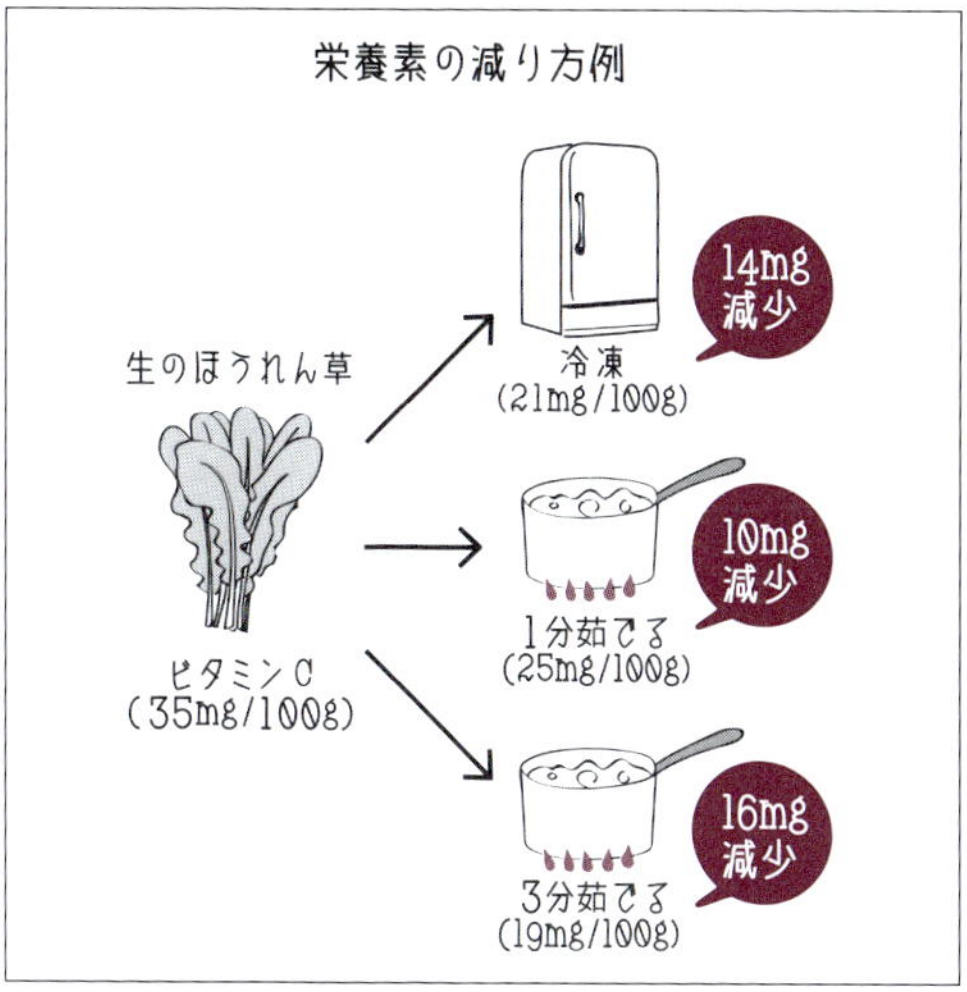

こういった特性を踏まえておくと、お料理のときにメニューを考えるヒントになるはず。せっかくいただくのですから、栄養素を余すところなく食べてあげたいものです。

また、保存方法についても工夫が必要です。栄養素のことだけを考えるのなら、保存はせず、いつも新鮮なものを食べきるのがベスト。でも、使うたびに買いに行くなんて無理な話ですよね。私自身もそんな面倒はごめんです（笑）。そうはしないかわりに、野菜をきちんと保存袋に入れたり、切ったもの（切り口から加速度的に酸化が進みます）は冷凍して酸化を食い止める、といった工夫が必要でしょう。

ちなみに、切った状態で野菜を保存するなら、先に調理してしまうのがベター。生のままで冷凍すると、解凍時に水分が出て、それと一緒にビタミンも流れ出してしまうからです。

正しい知識を持って、効率よく栄養を摂ること。そうすれば、「内側からの美肌」という言葉の意味を、きっと肌で実感できるはずです。

ビタミンの特性

	水溶性ビタミン	油溶性ビタミン
	ビタミンB群・ナイアシン ビオチン・ビタミンC など。	ビタミンA（ベータカロテンを含む） ビタミンE・ビタミンD・ビタミンK など。
特性①	水に溶けやすい ●体内でも水に溶けた状態で存在。 ●調理の際の水洗い、茹でる、煮るなどの処理で流れ出てしまう。	油に溶けやすい ●体内でも油に溶けた状態で存在。 ●水洗いOK。 ●油と一緒に摂ると吸収率UP。
特性②	熱に弱い ●調理中の加熱には注意。 ●ビタミンCは特に壊れやすいので、短時間で火を通すことが肝心。	熱に比較的強い ●水溶性ビタミンに比べると多少の壊れにさがある。
特性③	過剰摂取の心配が少ない ●大量に摂取しても余ると尿を通じて体外へ排出される。 ●体内に貯蔵できないので、毎日こまめに摂取する必要。	過剰摂取の危険あり ●摂取後は肝臓や脂肪に溜め込まれるため、上限量を超える摂取を続けると、過剰症状が起きる。

6章　食べ方に関するよくある疑問

現在、巷で流行っているダイエット方法や食べ方は、本当に効果があるのでしょうか？　ここでは、よく言われているダイエットや美肌食について、お答えしたいと思います。

Question

自宅で作る野菜ジュースについては、どう思いますか？

Answer

市販の野菜ジュースでは、ビタミンやミネラルを摂れない。それならば、自分で素材をしっかり見極められる「手作りジュース」を、というのは素晴らしい発想ですよね。ただ、素材を細かくすればするほど、柔らかくすればするほど、ビタミン含有量が低下する、と言われているのは事実。また、ミキサーの刃は高速回転しますから、熱を持ちます。それがビタミンを破壊するというドクターもいるほどで、白桃やりんごにいたっては、ミキサーに30秒かけるだけで栄養素のほとんどが失われてしまうというデータも。低速回転圧搾式ジューサー（一般的なジューサーよりかなり高額になります）を使ったり、カスも捨てずに食べる、などの工夫が必要でしょう。柑橘系フルーツの皮に含まれる、ビタミンCの吸収を高める成分（バイオフラボノイド）も、カスの中にかなり含まれているそうです。

Question

"炭水化物抜き"のダイエットはアリですか？

Answer

これはズバリ、ナシです！　炭水化物はダイエットの大敵のように言われていますが（実際にそういう側面もありますが）、人体の大切なエネルギー源なのです。問題はその量や食べ方であって、炭水化物そのものには何の責任もありません。一日200〜300gといった適正な量を食べていないと、体が動くためのエネルギーが足りなくなってしまいます。確かに炭水化物を多量に摂取すると太りやすくなりますが、あくまでも程度問題。夜中に脂ギトギトのラーメンを食べるのはNGですが、朝・昼・晩にお茶碗一杯分程度のご飯、あるいはパン1枚程度をいただくのはまったく問題ありません。どうしてもダイエットしたいというのなら、一気に炭水化物ゼロの食事にするのだけはやめてください。体が栄養を蓄えやすくなりますし、のちのちのリバウンドも怖い。試してみるのなら、「夜は炭水化物を食べない」といった形で、部分的に取り入れるのがよいのではないでしょうか。この本を通じてお伝えし続けているテーマ、「何事もバランスが大切」をお忘れなく！

Question

「食べる順番」が、ダイエットに関係あるって本当ですか？

Answer

ズバリ、本当です。これは糖尿病患者のための研究からわかったことですが、血糖値が急激に上がるとインスリンというホルモンが分泌されます。これが脂肪を蓄えようとするモトなんです（実際にはもっと複雑なプロセスですが、ダイエットのためには「血糖値が急に上がる↓太る」という理解で問題ありません）。炭水化物がまったくダメということではなく、ただ「急激に血糖値を上げる」＝「脂肪を蓄えろ！　というサイン」だと頭に入れておいてください。

では、血糖値をグンとアップさせるものはというと……「精製したもの」「繊維の少ないもの」です。たとえば白米や白いパンなどは消化しやすいので、あっという間に腸に到達して吸収され、血糖値が急激に上がってしまいます。そうすると、体は脂肪をどんどん溜め込む方向へと働きます。ですから食事のときは、先に繊維質のもの、未精製の消化しにくいものを食べるように、と言われるのです。吸収しやすい炭水化物ではなく、先に繊維たっぷりの野菜を食べるというワンクッションがあれば、血糖値がゆっくり上がることに。それで「脂肪を蓄えにくい体」になれるというのですから、やらない手はありません。

たとえばトンカツを食べるなら、いきなりご飯やお肉にかぶりつくのではなく、キャベツを先にいただく。あるいは選べる場合は、白米や白パンではなく玄米や全粒粉のものを食べるようにする。こうやって考えると、最初に小鉢でお野菜が登場し、シメにご飯をいただく懐石はとても理にかなっていることがわかります。また、お酢は糖の吸収速度を緩やかにする作用があるので、生のオイルとビネガーを使ったサラダを最初に食べるのもいいですよね。パンをいただくときにバルサミコ酢をつける、なんていうのもおすすめです。そんなちょっとしたことで太りにくくなれるのですから、「食べる順番」に気をつけるにこしたことはありません。すべての食品のＧＩ（血糖値の上昇率を表す指標）値を覚える必要はありませんが、たとえば「炭水化物は後で」「すきっ腹でいきなり炭水化物はＮＧ」「うどんよりは蕎麦がベター」などは、覚えておいてソンはなし。賢く上手に、そして無理せず食事を楽しんでキレイになりましょう！

・和食

ポイントは魚選び！　青い背の魚（イワシ、アジ、サバ、サンマ）のお刺身をぜひ。金目鯛、マグロは水銀含有が多いので避けたほうが無難です。女性はホルモンサポートの観点から大豆製品も選んで。和食はそもそもアンチエイジングメニューの代表ですので、それほど気にしないで楽しめますね。

・中華

どっちみち油を使う料理が多いので、脂溶性ビタミンであるビタミンＡ、Ｄ、Ｅを多く含む野菜や食材を使った料理を選んでしまいましょう。例えば、にんじん、ほうれん草、チンゲン菜、ブロッコリー（以上ＶＡ）、キクラゲ（以上ＶＤ）、うなぎ、あんきも、牡蠣（以上ＶＥ）など……あとは、フカヒレに限らずスープ類を上手に摂るといいですね。

・フレンチ

グランメゾンをはじめ高級フレンチでは、ポーションを少なめにしてくれますのでリクエストして種類はしっかり楽しみましょう。

ビストロ系では、お野菜を使ったお皿や季節によっては鴨、うずら、鹿などのジビエも低脂肪で良質なタンパク質が摂れるのでおすすめ。お魚なら、貝類、サーモンなどをバターソースベースではない料理法で。

パンはできるだけ食べないほうがいいですが、食べるなら全粒粉系のパンを選びましょう。ワインはぜひ、赤ワインを一杯は飲んでください。

・イタリアン

まずは最近のイタリアンでは定番のバーニャカウダを！　抗酸化成分たっぷりの野菜を生のまま、よく噛んで素材そのものが持つ旨み（野菜の甘さ、苦さ、えぐみなどすべて）を味わいましょう。その日おすすめの魚のカルパッチョがあればそれもぜひ！　その後なら炭水化物であるパスタを少々食べてもＯＫです。お肉も牛肉をシンプルに焼いたビステッカなどがいいですね。

Question

プチ断食をすると、その後の食事を吸収しやすくなりませんか？

Answer

私もずっと、気になっていました！　一時的に極端な食事制限をしたら、その後に食べるものがぐいぐい吸収されて、結局は元の木阿弥なのでは……？　と。実際のところどうなのかを知るために、内科のドクターに質問したことがあるので、その答えをここでご紹介します。

「断食すると、その後吸収がよくなる」は、イエスかノーでいえばイエス。一時的とはいえ飢餓環境におかれるわけですから、その後に摂取したものを体は全力で吸収しようとします。体重を増やしたいお相撲さんが、一日に一食ドーンと食べる、というのも同じ理由から。プチ断食は、食べ物の吸収力をアップさせます。

ただし、肝心なのはここからです。吸収がよくなるからプチ断食はダメ、というわけではありません。現代日本に生きる私たちは、お腹が空《す》いていなくても時間になったらご飯を食べ、お腹がいっぱいでも食べたいからとデザートを食べたりしています。一日24時間、一年３６５日、常に「お腹に食物が入っている」状態ではないでしょうか？　これは人間の体にとっては異常事態。内臓を休ませ、腸内の細菌バランスを整えるためにも、ときどきプチ断食は試みたほうがいい、というのが現在のところの私の結論です。それに、断食をすると胃が小さくなり、食事量が苦痛なく減らせる、というメリットもあります（正確には物理的に小さくなるわけではありませんが、食料がないと認識すると、脳がセットポイントを下げる仕組みなのだそう）。もっとも、吸収率が上がるわけですから、断食明けの食事にはくれぐれもご注意を。たとえばお粥《かゆ》、お味噌汁に漬物と少量のご飯など、「脂質なし」の食事にすることが大切です。腸内環境がリセットされれば、内臓も肌もキレイになるのですから。

Question ローフードが体にいいと聞きました。

Answer
アメリカにいたとき、周囲にもローフードを試みている人がちらほらいました。デミ・ムーアやダナ・キャランがローフードで痩せた、なんて記事もあったので、私も興味を持ったことがあります。

けれど、栄養学をきちんと学んだ方やドクターに言わせると、これは「まったくのまがいもの」なのだとか。〝体内の酵素が加齢とともに減少する〟という医学的なデータはまったく見当たらず、また食事で摂った酵素は胃酸で破壊されてしまうことも証明されています。科学的な根拠はなく、お洒落《しゃれ》なイメージで流行ったもの、ということができそうです。

ただし、私はローフードがすべての人にとって意味がないとは思いません。特にアメリカで暮らしていたとき、揚げ物や乳製品、それに炭水化物どっさりの食事ばかりという人をたくさん目にしました。映画館で売られているポップコーンなども、バケツくらいの大きさだったりしますよね（笑）。そういう食生活をしている人が、「38度以上の熱を通したものはダメ」という生活に突入したら――？　揚げ物もお肉も、パンやパスタもなし。フレッシュな野菜や果物、それにお刺身ばかりという食事にがらりと変わるわけです。それで痩せないわけがない！　ローフードでダイエットに成功したという話も納得できますし、ジャンクな生活をしている方には、毎日の食事を見直すいいきっかけになると思うのです。ドクターに言わせれば「ローフードで痩せたとしたら、その前の食事が酷《ひど》すぎるんだ」なんて笑われますが、ひとつのキーワードとしてはアリだと思うのです。毎日きちんとした和食を食べている方が「焼いたもの、煮たものもダメなんだ！」と思う必要はまったくありません。また、せっかく日本に暮らしているのですから、ローフードダイエットにチャレンジするよりは、毎日質のよい和食をいただくほうがストレスなく実行でき、健康にもいいと思います。極端なダイエットに走るより、毎日できることの積み重ねを。そのほうが長続きすることは、皆さんもあれこれ実践してご存知ではないでしょうか。

Question

「加熱していないオイル」って、摂る必要ありますか？

Answer

もちろんです。オイルは女性ホルモンやステロイドホルモン、それに細胞膜などを作るときの大切な材料です。ただし、単純に「生のオイルを摂ればよい」というわけではなく、何を摂るかが重要になってきます。

簡単に説明すると、油の材料である脂肪酸のうち、人間が体で作れないものは2タイプあります。オメガ3、オメガ6。美容と健康を考えるのであれば、これにオメガ9を足した3つをバランスよく摂取する必要があります。では、私たちの食生活はどうかと言うと——揚げ物やスナック菓子など、オメガ6系の油がほとんどなのだとか。オメガ3系とオメガ6系の理想的な比率は

1：4と言われていますが、日本人の平均的な食生活だと、1：10くらいのバランスになってしまっているのです。オメガ6の摂りすぎは、体内で炎症を起こしたり、免疫バランスが崩れるもとになります。たとえば近年になって急増しているアトピー性皮膚炎や花粉症などは、このバランスの悪さも大きな要因だと指摘されています。普通に生活しているとオメガ6が過剰になりますから、意識してオメガ3を摂りましょう。

オメガ3が含まれている食材としておすすめなのが、青魚。DHAやEPAという不飽和脂肪酸については耳にされたり、サプリメントを見たことがあるかもしれません。フラックスオイルやシソ油もオメガ3が豊富なので、自宅でサラダにちょっとかけるのもいいでしょう。オリーブオイルやキャノーラ油などオメガ9系は酸化に強いので、加熱調理のときにはオメガ9系がおすすめです。

おわりに

この本を最後まで読んでいただき、本当にありがとうございます。

最近では美容に関する情報が世の中に溢れ、新しいメソッドや商品が次々と生まれています。でも、どんな新しいメソッドを試しても、どんなに高い商品を使っても、肌の細胞を作る根本である「食」に気を配らなければ、美肌は成り立ちません。

私は、２００９年にアメリカから帰国したのですが、日本でいいサプリメントに出会うことができず、困っていました。高品質で高水準のサプリメントが欲しい！　と順天堂大学准教授である青木晃先生にご相談にうかがったことがきっかけで、先生と一緒にサプリメントを開発させていただくことになりました。

サプリメントの開発にあたり、栄養素やサプリメント事情についてさらに詳しく勉強し、食に対する常識に思い込みがいかに多いかという事実に気づかされました。毎日、美容や健康にいいという情報や商品は次々と登場します。けれどそれらに翻弄《ほんろう》されることなく、食品を正しく選んでほしい――そのためのお手伝いができればと思い、この本を執筆させていただきました。

この場をおかりして、書籍化のお話をくださった担当の三枝さま、栄養素の情報を惜しみなくご提供くださったヘルシーパスの田村さま、監修を務めてくださった青木晃先生に心より御礼申し上げます。

美しさを生むのは高い化粧品やエステ通いではなく、「正確な情報」と「日々の心がけ」です。この本がきっかけで、皆様の『食』への常識が少しでも変わり、今後の美しさ作りのお役に立てることを心より願っております。

なおこの本の印税の一部を東北関東大震災復興支援団体（日本赤十字社、そしてその他の震災復興支援ＮＰＯ団体）へ寄付させていただきます。

実はこの原稿の最終確認をしている最中に震災が起こりました。

地震発生時、私のいた地域は震度5でした。震源地近辺にいらっしゃった方々が体験された怖さには匹敵もしませんが、それでもしばらくは震えが止まりませんでした。

地震と津波の被害の全貌を知り、現実のものとは思えないほどの甚大な被害に唖然とし、被災者の方々を思うとただただ涙が流れました。その後しばらくは心が痛むあまり、美容などの記事を書く力が湧いてきませんでした。

ですが復興に向けて私が微力ながらできることは、気持ちを強く持ち、前進しながらこれまでよりも一層、ご支援くださる方を大切にすること、美容情報を届けること、商品を充実させること、そして被災地支援を継続していくことだと思うに至りました。

深い悲しみに耐えて前進される被災地の方々のお姿には、感動を覚え勇気づけられる思いです。

幸いにも被害なく、美容家としての活動および企業活動ができる現状に改めて感謝し、皆様のお役に立てることはないかを考えながら今後も活動させていただきたいと考えております。

東北関東大震災により多くの方の尊い命が失われたことに、深い哀悼の意を捧げます。

同時に被災された皆様に対しまして心よりお見舞い申し上げます。

一日も早い復旧復興をお祈り申し上げます。

山本未奈子

山本未奈子　やまもと・みなこ

美容家。MNC New York Inc.代表取締役。ニューヨーク州認定ビューティーセラピスト。英国ITEC認定国際ビューティースペシャリスト。非常勤講師としてNYで数々の実績を誇る美容学校にて教鞭を執る。2008年、MNC New York Inc.を設立、NYセントラルパークサウスにメディカルスパを立ち上げる。その後、活動の拠点を日本に移し、美容ブランド「Simplisse（シンプリス）」、男性の肌に特化した美容ブランド「Simplisse FOR MEN（シンプリス フォーメン）」を発表。現在は美容をテーマにした講演や執筆活動、雑誌の美容記事の監修、テレビ・ラジオ出演など多方面で活躍中。著書に『今まで誰も教えてくれなかった極上美肌論』（武田ランダムハウスジャパン）、『輝いている女性は秘かにやっているNY発 全身美肌術』（マガジンハウス）。

美人になる食べ方

2011年4月24日 第1刷発行

著　者	山本 未奈子
監修者	青木 晃
発行者	見城 徹
発行所	株式会社　幻冬舎 〒151-0051 東京都渋谷区千駄ヶ谷 4-9-7 ☎ 03(5411)6211［編集］ ☎ 03(5411)6222［営業］ 振替　00120-8-767643
印刷・製本所	株式会社 光邦

検印廃止

万一、落丁乱丁のある場合は送料小社負担でお取替致します。小社宛にお送り下さい。本書の一部あるいは全部を無断で複写複製することは、法律で認められた場合を除き、著作権の侵害となります。定価はカバーに表示してあります。

©MINAKO YAMAMOTO, GENTOSHA 2011

Printed in Japan
ISBN978-4-344-01978-2　C0095
幻冬舎ホームページアドレス　http://www.gentosha.co.jp/
この本に関するご意見・ご感想をメールでお寄せいただく場合は、
comment@gentosha.co.jpまで。